很灵很灵的老偏方
小孩不生病

臧俊岐 ◎主编

黑龙江科学技术出版社
HEILONGJIANG SCIENCE AND TECHNOLOGY PRESS

图书在版编目（CIP）数据

很灵很灵的老偏方 . 小孩不生病 / 臧俊岐主编 . --
哈尔滨：黑龙江科学技术出版社，2018.7
（实用老偏方）
ISBN 978-7-5388-9597-1

Ⅰ . ①很… Ⅱ . ①臧… Ⅲ . ①小儿疾病－土方－汇编
Ⅳ . ① R289.2

中国版本图书馆 CIP 数据核字 (2018) 第 058633 号

很灵很灵的老偏方 . 小孩不生病

HENLING HENLING DE LAOPIANFANG XIAOHAI BU SHENGBING

作　　者	臧俊岐	
项目总监	薛方闻	
责任编辑	闫海波	
策　　划	深圳市金版文化发展股份有限公司	
封面设计	深圳市金版文化发展股份有限公司	
出　　版	黑龙江科学技术出版社	

地址：哈尔滨市南岗区公安街 70-2 号　邮编：150007
电话：（0451）53642106　传真：（0451）53642143
网址：www.lkcbs.cn

发　　行	全国新华书店
印　　刷	深圳市雅佳图印刷有限公司
开　　本	685 mm × 920 mm　1/16
印　　张	13
字　　数	180 千字
版　　次	2018 年 7 月第 1 版
印　　次	2018 年 7 月第 1 次印刷
书　　号	ISBN 978-7-5388-9597-1
定　　价	39.80 元

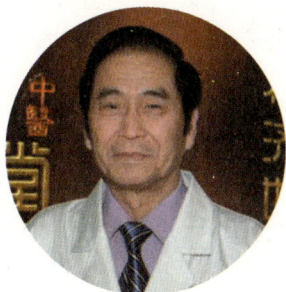

臧俊岐

主任中医师，著名针灸、中医药保健养生专家。
中医界"温和派"代表人物。

　　民间自古就有"偏方治大病"的说法，所以家里有人患病时也有很多人会用辛苦求得的偏方一试。偏方之所以受欢迎，原因主要有四点：第一，偏方疗效显著。除了针对日常生活中的小毛病有疗效，对许多慢性病、疑难杂症及一些突发病症也有很好的治疗效果。第二，偏方取材方便、经济实用。一般偏方多采用一些常见的药材和姜、枣、鸡蛋等日常食物，材料简单、易找，且价格低廉。第三，偏方操作简便。只需对药材或食物进行简单处理，如煎煮、泡酒、煮药膳或外敷，即可奏效。第四，偏方不良反应小。因其多取材于日常食材，所用的药材也是天然植物，且仅仅采用几味甚至是单味药材。如板蓝根治感冒，治病方式较为温和，不良反应极小。

　　孩子在成长过程中经常会出现大大小小的病痛，比如高热、呕吐、腹泻、痉挛及摔倒、跌落外伤等。这些病痛基本上都无法避免，只要宝宝出现一点异常情况，爸爸妈妈们都会惊慌失措，第一反应往往都是马上送去医院就诊，有时候宝宝会马上好转，有的时候宝宝会因为父母病急乱投医而白白多遭受一些痛苦。

可怜天下父母心，爸爸妈妈们在孩子生病时的反应都是可以理解的。其实在日常生活中，爸爸妈妈在家里准备一些常用药物，遵循一些中医偏方来治疗小疾病，就能避免事事到医院治疗的麻烦了。

笔者从医多年，具有丰富的临床经验。行医过程中，应用了很多小偏方治疗宝宝疾病，如用偏方治疗宝宝呼吸道疾病、消化系统疾病、皮肤问题、跌打损伤、五官科疾病、营养性疾病、意外突发疾病以及生活小杂病等，偏方对治疗这些疾病是有效的。因此，笔者将自己多年来的偏方应用经验以及对民间偏方的所见所闻集合成册，呈现给广大家长。由于是针对宝宝的疾病，所以本书收录的偏方多以食疗偏方为主，味道鲜美、易于入口，宝宝容易接受。而且书中所收录偏方的食材或药材采集方便，偏方的制作和服用均能因时、因地制宜，简单易操作，还具有无可比拟的经济性。

最后，希望本书可以与各位家长一起帮宝宝远离疾病、健康成长。

CONTENTS 目录

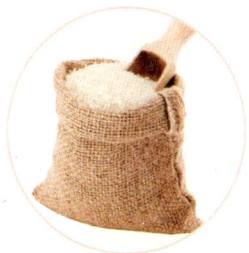

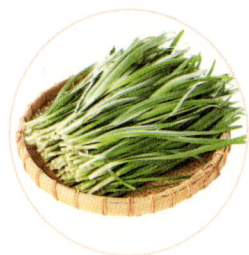

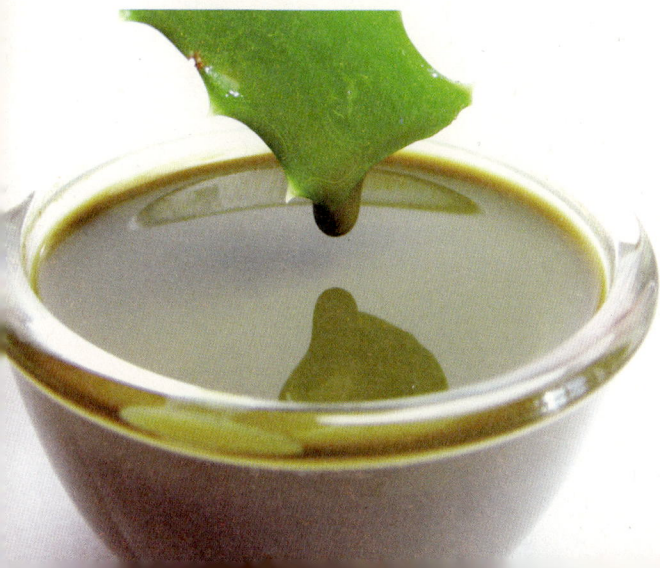

第二章： 呼吸道疾病小偏方

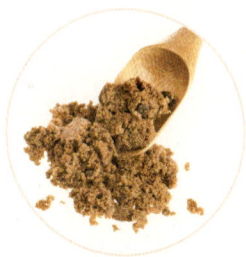

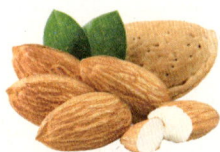

第三章： 消化系统疾病小偏方

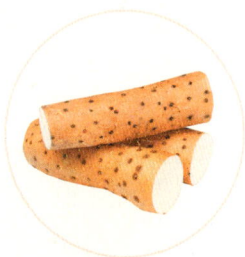

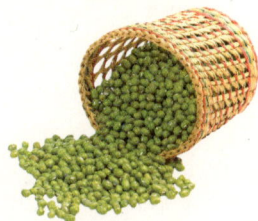

第四章： 五官疾病小偏方

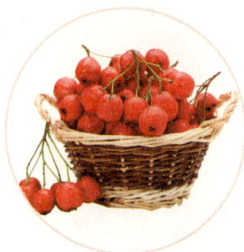

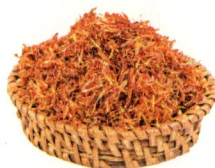

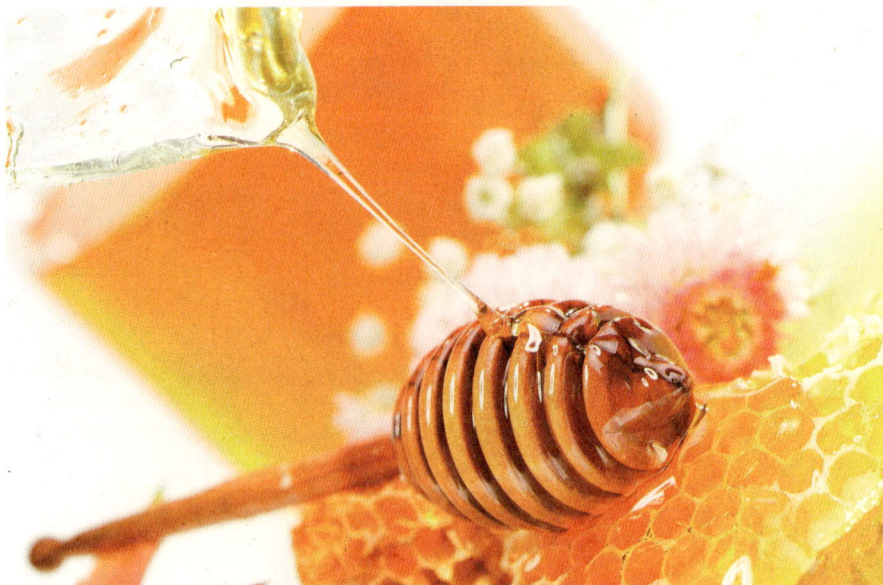

第五章：皮肤疾病小偏方

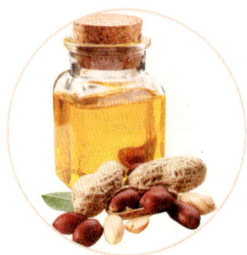

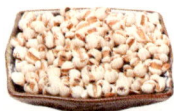

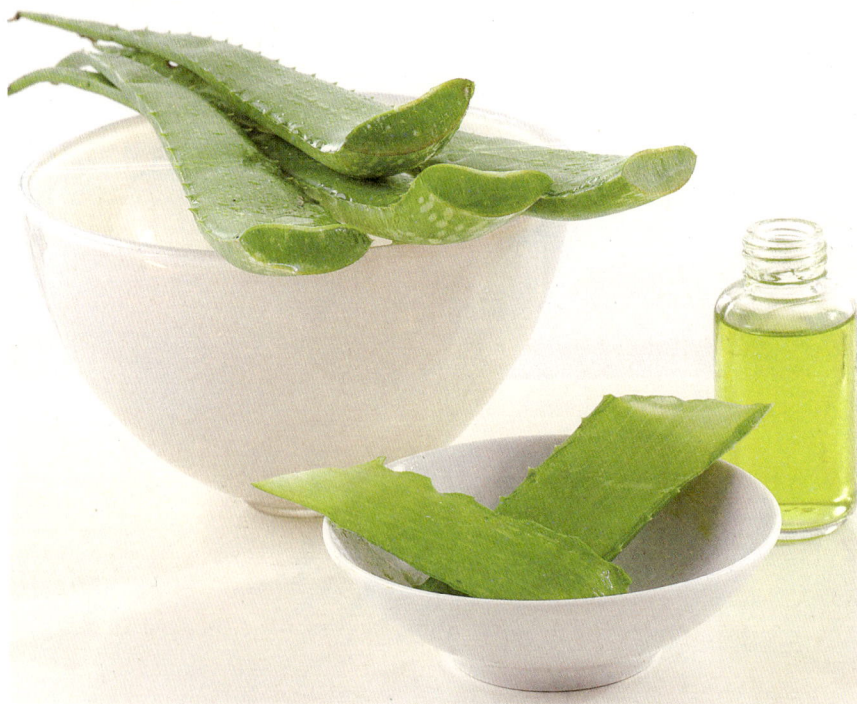

第六章：其他疾病小偏方

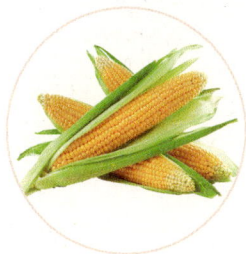

第七章：健康成长小偏方

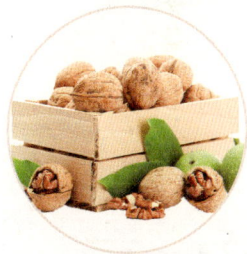

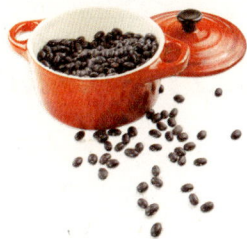

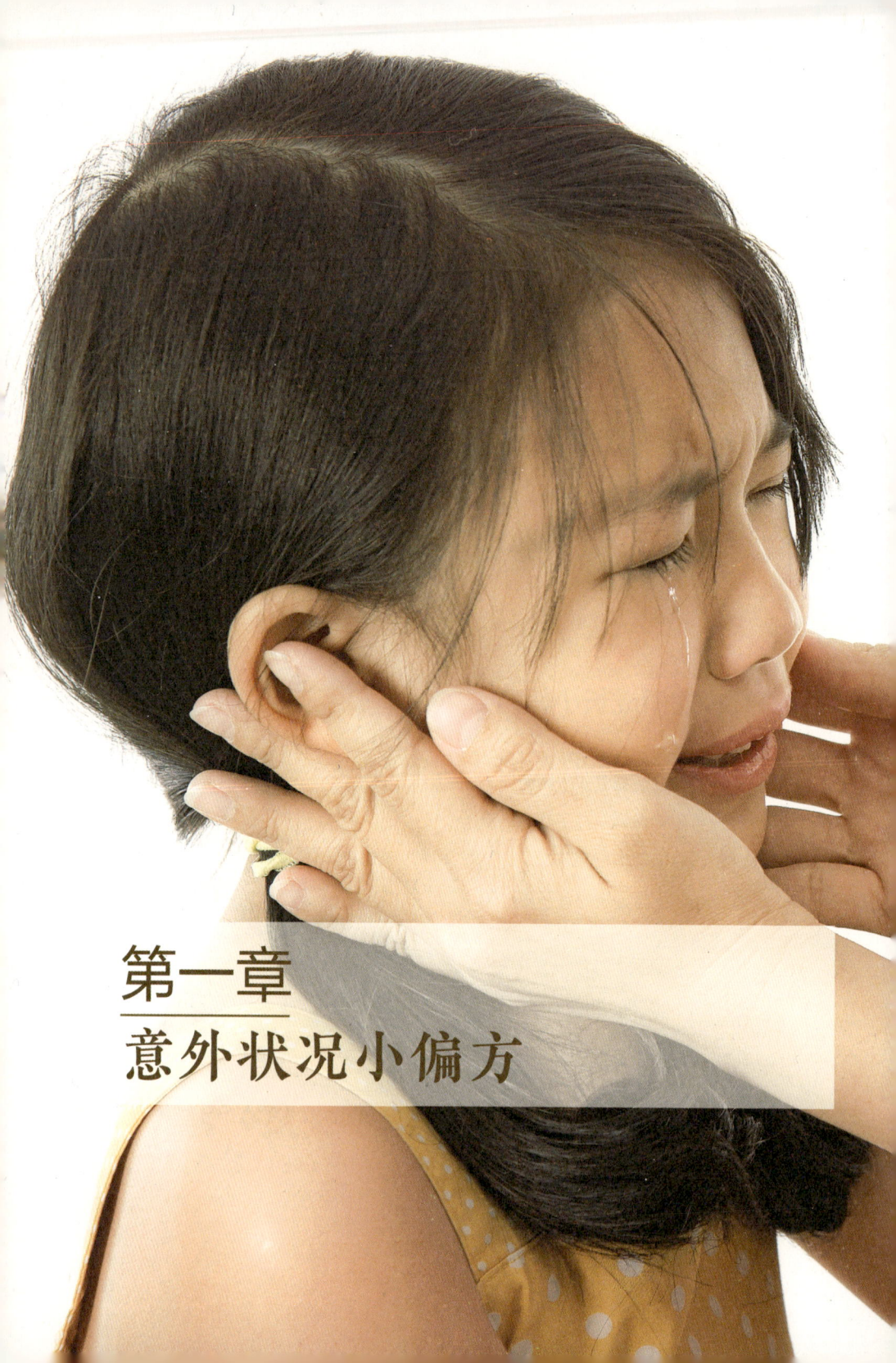

第一章
意外状况小偏方

"宜未雨而绸缪，毋临渴而掘井。"宝宝对新鲜事物充满好奇，自我保护意识又较差，在探索世界的过程中，磕碰在所难免，会产生诸如擦伤、摔伤、烫伤、动物抓伤等皮外伤，和日常生活中的呛咳、飞虫入耳、吞入异物等意外。这些外伤和意外若不及时处理可能会导致情况恶化，甚至发生危险。

　　但如果你在这些意外发生之前，就已经熟练掌握本章推荐的一些实用的应急小偏方，相信你会在出现类似情况时就能处事不惊、游刃有余、化危为安。

绿豆汤可解夏天中暑之忧

小区里曹女士的儿子小坤很爱玩滑梯，每次都能看见他在那玩得热火朝天。

七月的天气，虽然太阳已经快要下山，但还是能感觉到迎面而来的阵阵暑气，估计要等晚上才会稍微凉快一些。有一次老中医正准备回家，从体育区经过，忽然听到曹女士大喊起来："救人啊！"老中医闻言立即快步走了过去，只见曹女士抱着小坤坐在地上，不知所措。

老中医看到小坤昏昏沉沉的，头上大汗淋漓，大口喘气，面色和嘴唇都有些苍白。紧接着，老中医赶紧叫大家走开一点，然后把小坤抱到阴凉处。小坤的脉搏很细弱，皮肤湿冷，应该是中暑了，老中医马上给他按摩太阳穴，过了好一阵子，小坤渐渐清醒过来，老中医叫曹女士赶紧带孩子回家休息，最好能补充一些盐水。

"暑之为气，时应乎夏，在天为热，在地为火，在人为心。暑气伤人，先着于心。"通俗来说，中暑就是高温和失水过多引起人体体温调节功能失调，使得体内的热能过度蓄积，导致心血管功能紊乱而出现的不适反应。

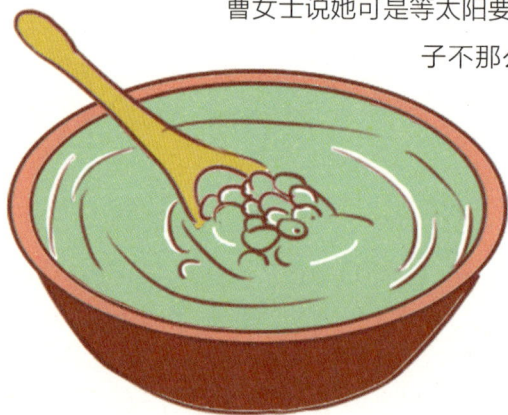

曹女士说她可是等太阳要下山了才带小坤出来的，天看样子不那么热了。老中医跟她说，虽然这个时间太阳要下山了，但高温晒了一天之后，地面和滑梯都充分吸收了热气，小坤这时候来玩，热气就很容易进入身体，引起中暑。中暑反应分为轻度、中度、重度三种程度。常见的轻中度症状包括发热、乏力、皮肤灼热、头晕、恶心、呕吐、胸闷、血压下降；重症中暑表现为头痛剧烈、昏迷、痉挛等。小坤刚才应该是中度中暑了，老中医给他按摩太阳穴，可以缓解疲劳、振奋精神、止痛醒脑，带他到阴凉处，使得他体内的热气可以散发出来。曹女士连忙问有没有什么办法可以治疗中暑。老中医给她推荐了绿豆汤，做法比较简单，用浸泡过的绿豆煮成汤就行了，高温时节经常服用，能有效预防中暑。绿豆，味甘，性凉，无毒。中医认为，绿豆可以消肿通气，清热解毒，经常食用可以调和五脏、安神、通行十二经脉、滋润皮肤，煮汤可以解渴、生津。常用于解暑、解酒毒、明目降压、清血利尿、治呕吐下泻。现代人还用绿豆来祛痘、减肥呢。

曹女士不知道小小的绿豆竟然这么有本事。老中医告诉曹女士下次小坤再要玩滑梯，就早上带他出来玩。今晚喝了绿豆汤，多休息，明天就应该没事了。

老中医还对曹女士讲解道，老人和小孩由于身体机能比较差，所以更应该提高防暑意识。大人也要防止中暑，夏天出行注意躲避烈日，备好防晒用具，可以随身携带一瓶风油精；多喝开水，出汗较多时可以补充一些盐水；饮食上，多食用含水量较高的瓜果蔬菜；夏天气温高，人体新陈代谢旺盛，容易感到疲劳，保证充足的睡眠，可以使身体的各系统得到恢复。

最灵老偏方：绿豆汤

- 绿豆 100 克，白砂糖适量。将浸泡好的绿豆放入锅中，用大火煮沸后用小火煮至绿豆熟烂，加入白砂糖即可。每天喝 1 次，可经常饮用。此方具有清热解毒、止渴消暑的功效。

更多食疗方

薏苡仁炖鸭

冬瓜 500 克，薏苡仁 30 克，鸭 1 只。将鸭去毛及内脏，洗净切块。冬瓜去皮切块，与薏苡仁和鸭同放锅中，加水适量煮汤服食。此汤有清利湿热的作用，适用于中暑有先兆或轻症患者。

红枣绿豆粥

取红枣 100 克、绿豆 300 克，加水 1500 毫升，大火煮沸后再改文火炖熬，使绿豆熟烂为止，加白糖 100 克调匀凉凉食用。此方具有清热解毒、祛暑止渴、利尿消肿的功效。

苦瓜粥

苦瓜 100 克，大米 100 克。把苦瓜洗净去瓤，切成小块。将大米加水煮沸后放入苦瓜，加适量食盐，煮成粥。此方有消暑降热、清心明目、去烦解毒的功效。

麦冬粥

取 30 克麦冬煎汤取汁，加入 100 克粳米煮成粥。本方具有养心、滋阴、润肺、祛暑降温的功效。

荷花汁

鲜荷叶或荷花适量，用水煎服。本品具有清热解暑的功效。

杨梅汁

鲜鲜杨梅 500 克、白糖 50 克。置瓦罐中捣烂后加盖，7 天后用纱布绞汁，再取汁入锅中煮沸即可饮用。此方具有解暑降热的功效。

冬瓜荷叶粥

冬瓜 10 克，荷叶 1 张，粳米 60 克，一起放入水中煮成粥。此方具有清热祛暑的功效。

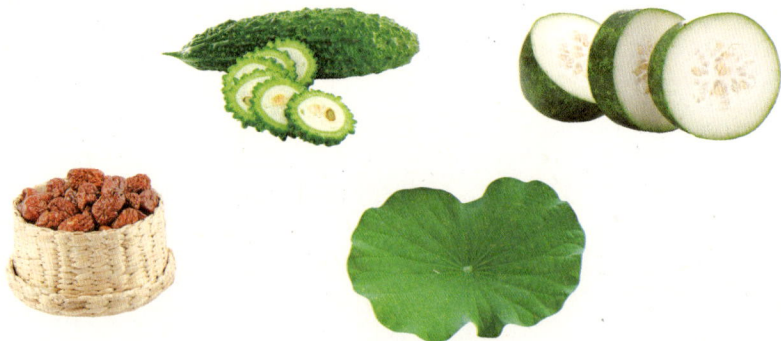

流鼻血请喝银耳红枣汤

流鼻血是日常生活中比较常见的小毛病，碰撞、挖鼻孔挖出血的、气候干燥或炎症等原因会导致鼻子出血，相信大部分人都有过流鼻血的经历。

小孩流鼻血时，处理办法是先让孩子坐下，头向前倾，注意不要仰头，这样会使鼻血倒流进鼻腔、口腔，年纪小的孩子可能会因此呛到。家长可以捏住小孩鼻梁，用冰袋、冷毛巾等冰敷额头，使血管收缩。血止住后，告诉孩子不要去抠鼻腔里的血块。

老李的孙子小胖子今年5岁，爹妈平时上班照顾不到，就把小孩交给爷爷奶奶带。老人对他疼爱有加，在这种溺爱的环境里成长，小胖子吃东西不仅挑食，还偏爱各种小零食，尤其是油炸类高热量食品，又不爱吃蔬菜水果，日积月累就养成个小胖子。营养不均衡，身体免疫力就低，一到换季就容易出毛病。最近小胖子经常无缘无故地流鼻血，可把他爷爷奶奶急坏了。老李以为是小孩体内火气大，就拿些家里清热解毒的药丸给小胖子吃，但小胖子嫌药苦，死活不肯吃。

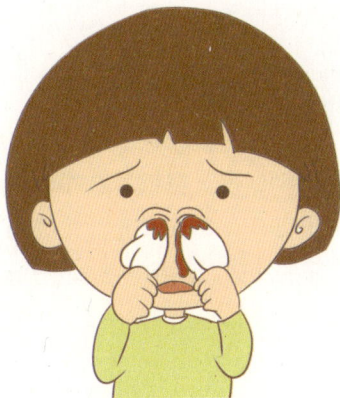

老李最后带着小胖子去找老中医支招，问老中医有没有不苦的药治流鼻血。老中医先给小胖子把把脉，看看舌象，他的脉搏比较浮数，舌苔薄白而干。随后，老中医又问小胖子平时有没有痰、喝水多少、排便情况怎么样。谈起小胖子，老李说，这孩子就爱喝饮料，不肯喝水，痰暂时没有，小便特别黄，大便很臭。根据脉象和老李的描述，老中医判断小胖子是肺经热盛引起的流鼻血，需要清热去火才行。考虑到小胖子对中药的抗拒，老中医就给他开了个简单的方子，即银耳红枣汤。用银耳和红枣一起熬煮成汤即可食用，1周后即可见效。

从中医学的角度看，经常流鼻血多是由于肺燥血热引起的。银耳具有滋阴润肺、降燥去火、益气清肠的作用，是非常好的保养类食品。经常流鼻血的患者多食用银耳羹不仅可以清除肺火，而且还可以收到保健的效果。红枣素有补血养气的功能，对于经常流鼻血的患者，既可以补充流失的血液，还可以美容养颜。

临走，老中医还特别叮嘱老李，秋季流鼻血关键还是要多给孩子补水，喝水是清热解毒的简单办法；形成良好的饮食习惯，注意平衡膳食，不宜挑食；饮食宜清淡、少辣，多吃滋润清肠的食物，如荠菜、芹菜、马兰头、莲藕、橙、苹果、酸枣等。

最灵老偏方：银耳红枣汤

● 银耳 250 克，红枣 10 枚。将银耳洗净、泡发，放进锅中，加上红枣和冰糖，熬煮成汤即可。每天 1 剂，1 周为 1 个疗程，可经常服用。此方具有润肺降燥的功效，适用于肺燥血热引起的流鼻血。

更多食疗方

凉拌荠菜

鲜荠菜 150 克。流鼻血的当天可将鲜荠菜洗干净后切成段，在开水锅中焯 3 分钟后捞出来沥干水，加入少许食盐、香油、醋，搅拌均匀即可食用。此方具有解毒下火的功效，适用于肝火上逆所致小儿流鼻血。

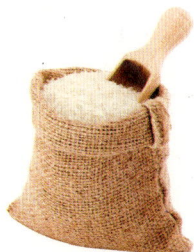

桑叶汤

桑叶 5 克，白茅根 8 克，麦冬 6 克。水煎代茶饮。此方具有清热解毒的功效，适用于肺火所致小儿流鼻血。

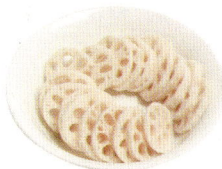

鲜藕汁饮

鲜藕半根。将鲜藕洗净，榨成汁，用少量白糖调匀，炖滚后服。此方具有清热解暑、凉血止血的功效。

红旱莲茅根方

红旱莲、白茅根各 30 克，瘦肉少许。三味加水 3 碗炖至 1.5 碗，吃肉喝汤，分 3 次服用。本方具有散热解毒的功效，适用于血热导致的鼻出血。

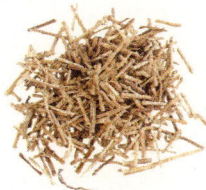

栀子仁粥

取栀子仁 3~5 克，粳米 50~100 克。将栀子仁碾成细末，先煮粳米为稀粥，待粥将成时，调入栀子末稍煮即可。本方具有下火排毒的功效，适用于肝火引起的鼻出血。

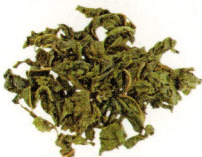

西瓜皮处理晒伤效果好

游泳池或沙滩是人们最喜欢的解暑去处，一家老小其乐融融地玩水，促进家庭的和谐。可是对于幼儿那吹弹可破的娇嫩皮肤来说，烈日下暴晒极其容易晒伤。医学上称晒伤为日光性皮炎，是指被日光中的紫外线过度照射后，引起人体局部皮肤发生的光毒反应。

赵先生是老中医刚刚认识的朋友，一天，赵先生告诉老中医，他准备带家人去海边游玩。老中医对赵先生说，千万要注意防晒，注意要带上太阳帽和防晒霜。

谁知第2天晚上赵先生就火急火燎地打电话给老中医，说孩子被晒伤了。老中医忙问是怎么回事，孩子的具体症状如何。原来赵先生他们是早上出发的，心想着难得出来一次，想多玩一会儿。阳光也不是特别毒辣，大人没事，小孩却晒伤了。孩子由于初次见到大海，还没涂防晒霜就跳下水了。回来之后发现孩子的脸、脖子和手臂上全被晒红了，孩子还说全身好像被热水烫了一样的疼痛。

老中医问赵先生家里有没有西瓜。赵先生答有，昨天吃剩一半的西瓜正在冰箱里保鲜着呢。

老中医让赵先生马上把冰冻过的西瓜皮放在孩子晒伤的肌肤

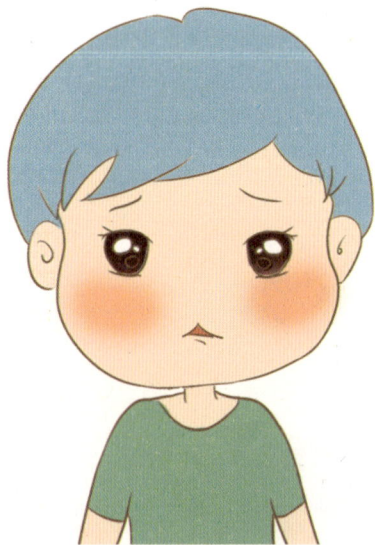

上反复涂抹。赵先生照做了，说西瓜皮的汁液很快就被小宝的皮肤吸收了。老中医又叫他用刀把西瓜皮切成薄片，敷在晒伤的皮肤上。过了一会儿赵先生说，小宝说没那么疼了，很凉爽。

西瓜皮含有大量维生素 C，敷在皮肤上具有消炎、止痛的功效，很适合治疗被晒伤的皮肤，可以有效减轻灼热的疼痛感。由于幼儿皮肤稚嫩，照射阳光时间过长容易被晒伤，因此做好防晒和晒后护理很重要。一旦发现宝宝有不适反应，应该马上躲进阴凉处，并帮孩子的皮肤补充水分。

过了几天，赵先生高兴地告诉老中医小宝的晒伤好了，红斑也消退了。

小宝宝的皮肤非常细嫩敏感，可能晒上十几分钟就会被晒伤，甚至在阴天或凉爽的天气也可能被晒伤。造成晒伤不必非得有光照，紫外线才是无形的杀手。

如果宝宝在日晒后 3~5 小时内出现明显的红斑，有轻度烧灼、刺痛或触痛，就属于轻度晒伤。这时候爸爸妈妈就要懂得一些简要的处理方法，如用冰袋冷敷。如果起水疱，需在严格消毒的情况下将水疱刺破，但不要撕掉皮，轻轻挤出疱液，然后上药。如果晒伤部位红斑颜色还在加深，伴有水肿、水疱、疼痛剧烈、晒伤面积扩大，伴有畏寒、发热、头痛、乏力、恶心、呕吐等，是为重度晒伤，必须到医院及时治疗。

最灵老偏方：西瓜皮涂抹法

● 用刀把西瓜皮切成薄片，在晒伤的皮肤上反复涂抹，也可以直接敷上。此方具有消炎、散热的功效，可以给晒伤的皮肤补充水分。

丝瓜汁

取丝瓜 1 条，带皮绞汁涂搽患处即可，1 天可多次。此方具有消肿、减轻灼热的功效。

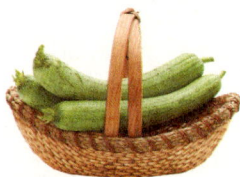

芦荟叶

芦荟适量，将芦荟的叶片清洗干净，去刺和外皮，榨汁敷于患处，一般敷半小时即可，要注意在不过敏的前提下才能使用芦荟。此方具有消炎去肿的功效，可减轻灼热感。

米醋

米醋适量。拿几张纸巾浸在白醋里，然后贴在晒伤的部位，纸巾晾干后方可拿开。如果晒伤严重，可重复几次使用。此方具有消炎消肿、帮助皮肤降温的功效。

牛奶

牛奶适量。取普通的纸巾浸透牛奶，早上晚上各敷半个小时，连敷 3 天就能看到效果，可以缓解晒伤后的疼痛及炎症。此方具有补水、滋润皮肤的功效。

番茄外敷

番茄 1 个。将番茄切片，敷于晒伤处。此方可以补充皮肤暴晒后丧失的水分，恢复皮肤弹性。

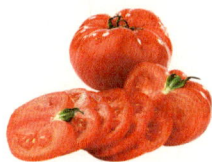

生菜汁涂抹法

生菜适量。将生菜榨出汁，往晒伤部位涂抹。此方具有凉血补水的效果，可以缓解晒伤的灼热感。

黄瓜汁

取黄瓜适量，将其洗净，榨汁。取黄瓜汁敷在疼痛的皮肤上 10 分钟即可。此方具有美肤、祛热的功效。

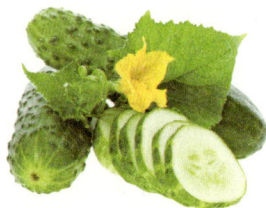

用生地蜂蜜快速止住伤口的出血

初夏的一天，老中医去乡下走访亲戚。亲戚待他很热情，尤其是亲戚家的男孩小顺，非常乖巧懂事，十分讨人喜欢。老中医一有空就给孩子讲各种故事，一老一小，聊得不亦乐乎。

第2天晚上，老中医路过小顺学校的操场时，看到小顺在踢足球，一不小心摔倒在地。老中医见状赶紧快步过去查看。小顺的膝盖破了一大块皮，血顿时流了出来，小顺大哭。小顺爸爸也赶来了，老中医招呼他把小顺抱回家。

到家后，把伤口清洗干净后，老中医叫他们找干净的纱布出来，把纱布覆盖在小顺的伤口上，让小顺爸爸轻轻压住出血处。然后老中医又拿了一些生地，叫小顺爸把蜂蜜找出来。老中医把生地用温水浸透，加入适当蜂蜜，捣烂如泥，然后轻轻地将小顺膝盖上的纱布拿开，检查伤口，血被止住了，好在没有伤及筋骨。老中医用生理盐水将伤口内外的异物清理干净后，轻轻地涂上生地蜂蜜汁。

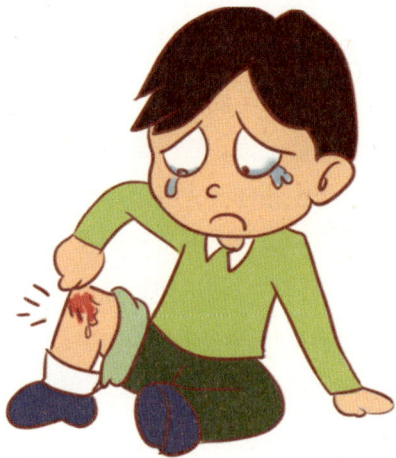

过了一会儿，血不流了，药汁慢慢凝固。老中医跟小顺说，伤口恢复前尽量少动，足球就先不要踢了。

小顺爸看到血止住了，小顺也不哭了，这才放下心来，好奇地问老中医这是什么药材，止血效果怎么这么好，家里的小孩常常磕磕碰碰的，以后他也准备买一些预防万一。老中医说这是一种常见的中药，名字叫作生地，药店有卖。

生地味甘，性凉，入心、肝、肾经，既能凉血，又能滋阴，具有清热滋阴、凉血止血、杀菌消炎的功效；蜂蜜常用于治疗外伤，可以减轻疼痛、控制感染、促进伤口愈合。

老中医跟小顺爸说，碰到外伤出血的情况一定不要慌张，自乱阵脚，要学会冷静处理。较严重的外伤，可能伤及组织和神经，甚至破坏主要血管，这样的情况最好及时就医。身为家长，遇到突发状况更要临危不乱，保持冷静，安抚小孩，因为小孩大哭大闹，会加速血液循环，加大出血量。

大部分的外伤出血可以采取直接施加压力的办法达到止血的目的，可以用干净的纱布覆盖在伤口上，再用大拇指或手掌直接压迫出血处，一般的伤口在几分钟内就会止血。小孩的皮肤比较娇嫩，外伤处理不好可能会留下疤痕。尤其是在夏天，气温高、出汗多，伤口容易感染。

后来几天，老中医给小顺换了几次药，小顺的伤口也渐渐地愈合了，操场上又可以看见踢足球的阳光小"梅西"了。

最灵老偏方：生地蜂蜜汁

- 生地、蜂蜜各适量。将生地切碎后用温水浸透，外伤血肿、皮肤未破患者加冰片少许或风油精数滴，皮肤已破者加适量蜂蜜，共捣如泥，敷患处。一般可数分钟见效，连续涂3天。此方具有消肿止痛、杀菌消炎的功效，适用于外伤出血。

更多食疗方

大蓟汁涂搽法

新鲜大蓟叶 5 克。将其洗净，然后捣碎，取其汁液或直接用捣碎的大蓟涂抹于伤口处即可。此方具有止血、祛瘀、消肿的作用。

木槿花根皮

木槿花根皮适量，将其洗净切细，捣烂外敷伤口。此方具有凉血止血的功效。

紫株叶

紫株叶适量。把紫株叶晒干，研碎筛成粉末，装在瓶子里备用。外伤后直接涂敷到伤口处，迅速用药棉垫好，片刻即止。此方具有消炎、散瘀消肿的功效。

茶叶涂抹法

将冲泡完了的茶叶研碎，涂抹于伤口处（忌用隔夜茶），适用于割伤流血。本方对细胞修复有较好的促进作用。

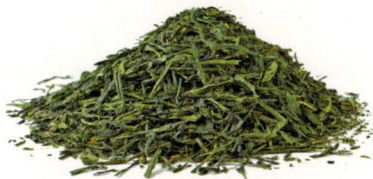

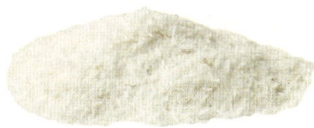

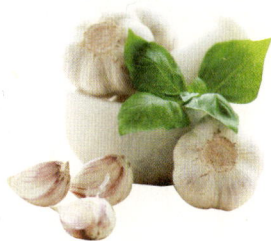

石膏大蒜汁

石膏、大蒜等量。各研为细末，用蜂蜜调为糊状，摊于双层纱布上，置于肿胀处，其面积应略大于患处。每日 2 次，1 个疗程用 2 天即可。此方具有杀菌消毒、止痒的功效，适用于外伤肿痛。

创伤出血急救法

在受伤部位直接加压止血，抬高受伤部位，检查有无内出血的可能，情况严重的要尽快就医。此方具有控制出血的作用。

孩子摔伤就用芦荟妙治

小孩子生性比较调皮好动，喜欢攀爬桌椅，东走西跑，没大人看护的话很容易摔伤。父母要掌握一些伤口的处理方法，以备不测。

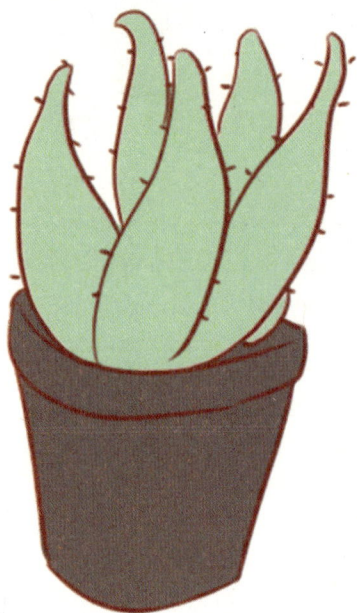

老中医的外孙女莹莹喜欢骑自行车，每天放学后就骑车到处乱走。马路上车水马龙、人来人往，老中医经常在家担心莹莹的安全。

一天下午莹莹推着自行车回来了。老中医见她灰头土脸，脸上挂着泪痕，身上校服也擦破了一点，就连忙上前，问她怎么回事。

莹莹啜泣着说差点被人撞了，又把裤脚卷起来，让老中医看她的膝盖。老中医看到她的膝盖擦伤了一片，有些红肿，上面带着少许血迹和沙子。原来莹莹为了躲避一辆闯红灯的私家车，摔倒在地。莹莹也算坚强，自己推着车回到了家。老中医安慰莹莹说，莹莹先坐下来，让外公给你包扎伤口。

老中医先用生理盐水仔细清洗伤口，将伤口上的泥土、小沙子清洁干净，以防细菌感染。伤口完全停止出血后，老中医去阳台花盆里摘了两片芦荟，清洗干净，把外皮去掉，用芦荟汁轻轻涂抹孩子的伤口。

莹莹这时感觉到很凉爽，连忙问外公用的是什么。老中医说："这是芦荟，芦荟上下都是宝，不仅有营养价值，还具有消炎抗菌、增强皮肤弹性的功效，用来处理伤口还能防止伤口出现瘢痕。"

后来老中医又去花卉市场买了两盆芦荟回家，留作备用。莹莹的伤口涂了 3 天芦荟汁之后慢慢结痂了。莹莹的伤势还算是比较轻的，摔伤较为严重时很容易导致骨折，因此应迅速检查全身状况，及时清洁伤口，避免发炎。情况严重或有其他不适症状时应尽早送医院诊治。过了 1 周，莹莹差不多就恢复如初了，又变回蹦蹦跳跳、活泼开朗的阳光女孩。看见她没事了，全家人也很欣慰，莹莹的爸爸妈妈叮嘱她现在社会上很多人不遵守交通规则，过马路一定要注意安全。

孩子在玩耍嬉戏时，很容易滑倒、跌倒造成擦伤，虽然擦伤的伤口不深，出血量不大，但也容易感染细菌。所以，要及时将伤口清洁、消毒，这是处理伤口的第一步，非常重要。孩子若是摔伤、擦伤时，父母要多给孩子补充高蛋白、高钙质的食物，如牛奶、鸡蛋、瘦肉、鱼类等，这有利于伤口的恢复和增强骨质；饮食宜清淡，辛辣刺激的食物不利于伤口恢复。

最灵老偏方：芦荟汁涂抹法

● 芦荟 2 片。将芦荟洗净，去皮，用芦荟汁轻轻涂抹伤口。1 天可涂抹 3 次，涂 3 天即可。此方具有杀菌消肿、止血凉血的功效。

更多食疗方

热鸡蛋敷

将鸡蛋煮熟，趁热敷于红肿处，敷至鸡蛋变冷。此方具有活血化瘀的功效。

韭菜汁

韭菜 100 克。洗净捣碎，用纱布包好搽抹伤痛部位。此方具有活血消肿的作用。

大蒜膜贴伤口

取 1 个大蒜，剥去外皮，取下晶莹透亮的薄膜贴在常规清洁后的伤口上，注意用紧贴蒜瓣的那一面贴。此方具有杀菌消毒的功效。

鱼肝油贴伤口

先按常规方法清洗处理伤口，然后把鱼肝油丸剪破，将里边的液体倒在伤口上，令液体完全覆盖伤口。此方具有促进组织生长和修复的作用，有助于加快伤口痊愈。

大豆油

大豆油适量。清洁伤口后，涂上大豆油。大豆油有较强的抑菌和隔离作用，可以防止伤口感染。

冰敷法

冰块数块。把冰块敷在肿起的地方即可。此方适用于摔伤导致的肿胀，具有消肿止痛的作用。

猪油消肿

猪油一匙。用消毒棉签蘸上猪油涂抹在伤口处。此方具有消肿止痛、化瘀血的效果。

大豆猪骨汤

取猪骨 500 克，大豆 100 克，加水用小火煮熟，调味即可。此方有助于补充钙质，加快摔伤后骨头的修复。

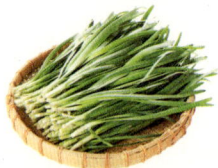

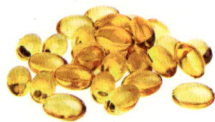

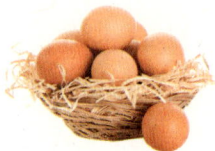

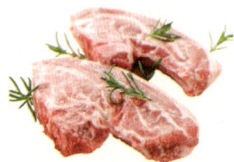

蛋清蜂蜜来修复烫伤烧伤疤

前几天老中医去好朋友老李家做客，老李跟老中医诉苦说，我家楼上小丫头妮妮你知道吧？昨天她被烫伤了，还伤得不轻呢，手又红又肿的，日夜哭个不停，听了怪叫人心疼的。老中医忙问怎么回事，于是，老李讲述了事情经过。

妮妮她妈很年轻，才二十出头，自己都还照顾不过来，突然小生命就呱呱坠地了，新妈妈难免就要手忙脚乱、不知所措了。

最近妮妮学会走路了，小孩子看见啥都很好奇。昨天中午，妮妮妈端着滚烫的浓汤从厨房出来，妮妮也是好奇，屁颠屁颠地跑过去抓她的腿。做妈妈的没看到她，突然感到有东西撞她，吓了一跳，一失手，意外发生了。小孩被绊倒了，打翻的浓汤全泼洒在妮妮的手背上，手背很快红肿起来，水疱也出来了，小孩疼得哇哇叫。当妈的看在眼里，疼在心里。妈妈抱起小孩就往医院跑。去了社区医院，医生给她上了药。

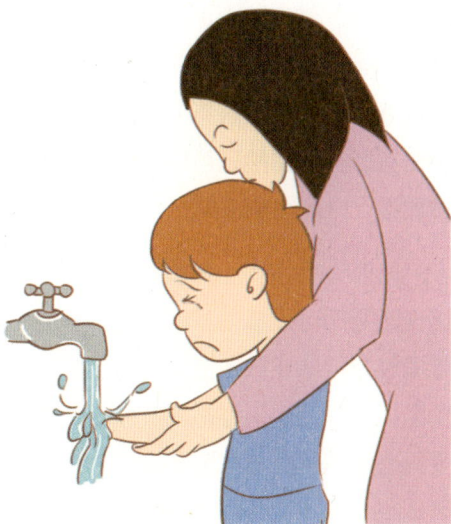

老中医感叹说，遇到烧伤烫伤，首先要避免造成感染，谨慎处理，去医院让大夫诊治自然是最保险的，但首要的还是应该先缓解小孩的疼痛。伤处会有灼热感，将烫伤部位放在水龙头下用冷水持续冲洗降温，持续二三十分钟，这种办法就叫作"冷散热"，是最直接可行的，日常生活中相当管用。灼热感消退了，再看情况，严重的话就上医院，不太严重的低温烫伤，大可不必花钱上医院，下面就教大家一个方子，做法简单，效果还很好。

需要谨记的是，烫伤发生后，千万不要揉搓、按摩、挤压烫伤的皮肤，也不要急着用毛巾拭擦。简单地清洁消毒后，可以到厨房取鸡蛋和蜂蜜，将鸡蛋的蛋黄用勺子舀出来，只留下蛋清，然后加入适量的蜂蜜，调匀后即可涂在烫伤处。鸡蛋清味甘，性微寒，具有清热解毒的功效。鸡蛋清含有醋酸，醋酸则可以维持皮肤的微酸性，以防细菌感染。

此外，鸡蛋清还有收敛的作用，结成的蛋痂可以成为皮肤的保护膜，能消肿并帮助皮肤愈合，而且温和无刺激，最适合小孩稚嫩的皮肤了。蜂蜜具有解毒抗菌、抗菌消炎的功效，可以防止腐烂，保护创伤面，促进细胞再生和伤口愈合。古代医学著作《本草衍义》说蜂蜜："汤火伤涂之痛止。"

最后老中医提醒大家，这个方子虽好，但不是立竿见影，要坚持按照这个办法不断涂，直至皮肤恢复。另外，像妮妮这个年龄段的孩子，才刚刚咿呀学语，刚学会爬行、走路，家长们一定要多花点心思呵护小孩，提起十二分精神，不仅要看好，还要告诫小孩明火、炉灶、开水的危险性，不许小孩在厨房打闹。一不小心，给小孩带来痛苦，甚至留下疤痕，还会伴随一生，到那会儿就后悔莫及了。

老中医让老李把偏方给妮妮妈试用，过了十来天，老李笑呵呵地跑来告诉老中医："孩子的皮肤基本恢复了，最神奇的是居然没留下疤痕！"

最灵老偏方：蛋清蜂蜜

- 鸡蛋2个，蜂蜜适量。将鸡蛋的蛋黄取出，留下蛋清，再加入适量蜂蜜调匀即可外涂于患处，1天使用2次，涂至伤口恢复。此方能有效缓解烫伤的疼痛，帮助伤口修复，适用于轻度烧伤、烫伤。

更多食疗方

米醋

米醋 20 毫升。倒入干净器皿内，用医用消毒棉签蘸醋，反复涂抹伤处，每日 3~5 次。此方可以杀菌消炎，可治疗轻度烫伤。

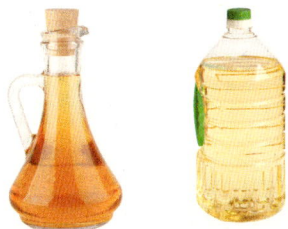

茶油

干茶叶、菜油各适量。将茶叶渣放在火上烘焙至微焦后研磨成粉，与菜油混合调成糊状，涂抹伤处。此方可以消肿止痛，可治疗轻度烧伤、烫伤。

姜汁

将生姜碾出姜汁，然后用消毒棉签蘸姜汁外涂，或用棉纱浸泡姜汁湿敷在烫伤处。此方可缓解疼痛，治疗轻度烫伤。

芙蓉花粉

木芙蓉花适量，晒干后研磨至粉末状，用麻油调匀抹于患处。此方具有散热活血的功效，适用于轻度烫伤患者。

侧柏叶泥

鲜侧柏叶适量，洗净后捣烂如泥状，加 75% 的酒精调成糊状，敷于患处，隔天换 1 次药。此方具有散热凉血的功效，可治疗轻度烧伤、烫伤。

绿豆粉

取绿豆 100 克研末，用 75% 的酒精调成糊状，30 分钟后加冰片 15 克，再调匀后敷于烧伤处。此方可以减少烧伤的痛苦，加快结痂，不留疤痕。

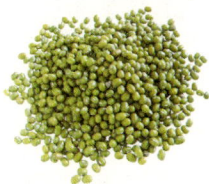

大白菜

大白菜适量。将大白菜捣碎敷在患处即可。此方可以加快皮肤的散热，止痛效果明显。

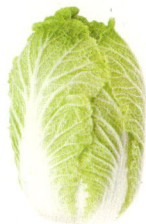

健脾益气的莲子羹让宝宝不尿床

一般来说，幼儿 1 岁半左右可以养成排尿习惯，但由于幼儿中枢神经系统的发育还不完善，他们在摄入大量水分、过度疲劳、环境变化、精神刺激等影响下，仍可能会出现遗尿的现象。遗尿俗称尿床，3 岁以下小儿尿床或 3 岁以上小儿偶尔尿床，是正常的现象，随着年龄增长可以不治而愈。但是在五六岁以后，在睡眠中有尿液不由自主地排出，每周 2 次以上并持续达 6 个月，医学上就称之为"遗尿症"。

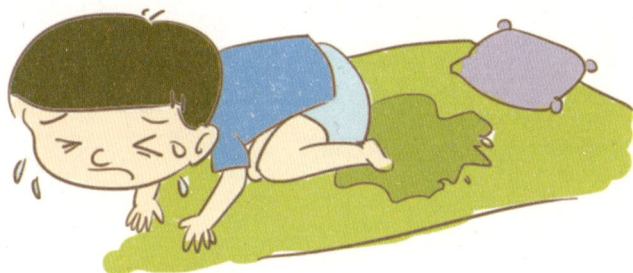

中医理论认为，"虚则遗溺"。小儿肾气不足，下元虚冷，肝脾气虚，肝经湿热或病后虚弱，均可导致遗尿。遗尿症是一种小儿常见病，一般情况下，男孩子比女孩患此病的概率要高。该病可能会影响小孩的心理，家长需要引起重视。尤其是女孩，尿床容易产生心理阴影，出现自卑感，影响健全性格的形成。

楠楠已经 9 岁了，正在读小学三年级，性格内向，不敢和同学一起玩闹，甚至话也很少。开家长会，班主任和楠楠妈妈谈到楠楠，楠楠妈妈才说出了心里话。楠楠妈妈说女儿 9 岁了却还经常尿床，她想带女儿去就诊却怕伤害到孩子的自尊心。班主任也体谅她，于是劝她到老中医那里为孩子进行治疗，因为之前有不少孩子已经在那里接受治疗已经痊愈了。

后来她就带着楠楠去看老中医，老中医给楠楠把脉，发现楠楠有点肾气不足、脾胃虚弱，于是给楠楠写了个补肾固气的方子。2 个月后，楠楠妈妈反馈说方子效果很好，味道也不错，相比于中药，楠楠很乐意吃这个，现在她已经很少尿床了，人也变得开朗起来。

这个方子叫作莲子羹，做法简单，将莲子粉和栗子粉加上清水，加入鸡蛋一起入锅蒸熟成羹即可，一般1周后即可见效。莲子和栗子均有固气养脾的功效，搭配鸡蛋可以健脾益气，可补肾固摄，适用于治疗肾气不足、脾胃虚弱导致的小儿遗尿。

对于小儿遗尿，治疗途径还有很多，莲子羹是其中较为简单有效的一种。老中医建议家长不要急于给孩子进行药物治疗，可以从以下两个方面入手：其一，习惯培养和心理疏导。晚上限制孩子饮水量，睡前少饮水乃至不饮水，夜间用闹钟唤醒小儿起床排尿1~2次，养成良好的作息制度和卫生习惯，避免过劳，帮助儿童走出遗尿的阴影。切忌大声呵斥或表现出不耐烦的情绪，多进行心理减压、多鼓励。其二，饮食方面。肾气不足者宜吃温补固摄的食物，如糯米、山药、韭菜、黑芝麻、桂圆等；肝胆火旺者宜吃清补的食物，如粳米、莲子、绿豆等；晚餐宜吃干饭，以减少水分摄入，可多食猪腰、猪肝等。忌吃辛辣、刺激性食物，由于小儿神经系统发育尚未成熟，若食用这类食物，会使大脑皮质的功能失调，易发生遗尿；多盐、多糖、生冷以及具有利尿作用的食物也不宜食用；生冷食物会削弱脾胃功能，对肾无益，故应禁忌。

最灵老偏方：莲子羹

- 莲子粉、栗子粉各30克，鸡蛋1个，盐少许。将莲子粉和栗子粉放入碗中，也可加盐拌匀，打入鸡蛋，加清水少许，搅至起泡，入锅蒸熟成羹即可。空腹食用，每日1剂，1次食完，连食5~7日，以后每星期食1剂。此方具有补血养气、固肾培元的功效。

更多食疗方

韭菜籽饼

韭菜籽 10 克，面粉适量。将韭菜籽研细末后与面粉和为一团，烙成饼吃，1~2 次可愈。此方可以滋补元气。

猪肚益智仁

鲜猪肚 1 具，益智仁 9 克。把猪肚切开洗净，将益智仁放入肚内，炖熟后把猪肚和益智仁全都吃下，每日 1 次，连服 3 日可见效。此方可以增强膀胱的收缩能力，增大膀胱容量。

糯米蒸猪肚

糯米100克，洗净，浸泡一晚。猪小肚1具，洗净。红枣50克，冰糖适量。把红枣、冰糖、糯米和少量猪油拌匀，塞入猪肚内，用针线扎紧猪肚口，放碗内，高压锅蒸熟。每天晚上睡前吃，连吃2~3次即可。此方有助于增强膀胱的收缩能力，可滋补肾气。

高粱米粥

高粱米 50 克、桑螵蛸 10 克。将桑螵蛸装在纱布袋内，放水中煮沸数分钟即将布袋取出，留水，再将洗净的高粱米放此水内，煮至米烂成粥即可食用。此粥每日 1 次，可持续 1~2 个月，直到症状好转为止。此方具有健脾益气、补肾固涩的功效。

荔枝干炖猪膀胱

干荔枝肉 30 克，糯米 50 克，塞入猪膀胱内煮熟服用。此方具有益气固涩的功效，适用于遗尿症。

炒白果

白果炒熟备用，每晚吃 2~5 个。此方适用于脾肺气虚型遗尿，具有培元益气的功效。

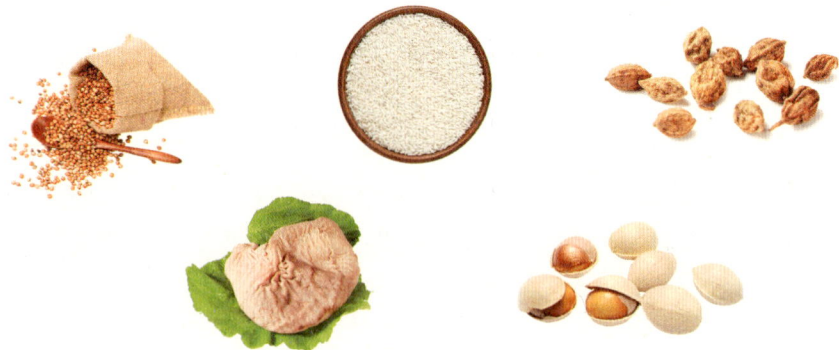

简单拍背法止住小儿吃饭呛咳

人在吞咽食物时喉腔通道关闭，如果这时候正好说话，很容易使得处于咽部的食物随着空气误入气管，引起剧烈的咳嗽，称为呛咳。

吃东西时说话，这是个不好的习惯，不仅不卫生，还容易呛咳。年仅6岁的小孩鑫鑫就经常这样做。这天吃饭时他正滔滔不绝地讲着幼儿园里的趣事，忽然喷出一大口饭，接着剧烈咳嗽起来，咳得脸都发红了。他爸妈慌了，赶紧斟了杯水，但没喝一口就给喷了出来，接着又是咳嗽。他妈妈慌乱地给他拍起背来，不过没什么作用，反倒更严重了，他妈妈跑出门喊"救命"。

这时老中医正巧路过，见问题严重，赶紧走进去，见已经围了一些人，忙叫他们散开一些，然后坐在凳子上，让鑫鑫趴在他大腿上，接着把五指稍屈，握成空拳状，轻轻地拍打鑫鑫的前胸及侧胸背部。拍左侧时把他向左侧卧，两侧交替进行。

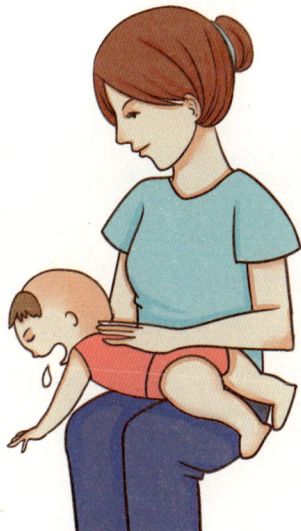

5分钟后，鑫鑫咳嗽减轻了，脸也不发红了。围观的人都对老中医竖起了大拇指。

老中医对他们说，拍背要注意方法，拍击的力量不宜过大，要从上而下，由外向内，依次进行。拍背法不仅能促使患者肺部和支气管内的堵塞松动，向气管引流并排出堵塞物体，而且可以促进心脏和肺部的血液循环，有利于缓解呛咳。不正确的拍背手势不仅无益于呛咳，反而会适得其反。

小孩喉咙发育不完善，这使得小儿呛咳发生的概率远远大于成年人，发生呛咳时也比成人危险得多。这是因为小儿的喉腔比较小，通道容易阻塞，喉咙功能较差，分泌物和阻塞物不易排出。小儿神经系统较不稳定，容易发生喉痉挛，痉挛又促使充血加剧，使得喉腔更加狭小，大大增加危险，严重的呛咳可能会导致窒息。

鑫鑫的妈妈问老中医，除了要掌握正确的拍背法之外，还有什么预防呛咳的好办法，刚才看孩子咳得那么凶，想想真是后怕。

孔子说："食不言，寝不语。"从医学的角度来看，这是很有道理的。睡觉的时候如果说话就会集中精神，导致睡不着，而吃饭时说话则很容易导致呛咳。老中医还告诉他们，预防呛咳最好的办法是不要在吃饭的时候说话，特别是口中有食物的时候。家长就算遇到呛咳也千万不要慌张，要沉着冷静，尽快排出堵塞物，以免加重病情。

最灵老偏方：拍背法

● 把五指稍屈，握成空拳状，轻轻地拍打孩子的前胸及侧胸背部。拍左侧时把他向左侧卧，两侧交替进行，每次5分钟。拍击力量不宜过大，要从上到下，从外到内，依次进行。此方可以促进心脏和肺部的血液循环，有利于缓解呛咳。

更多食疗方

皮蛋瘦肉粥

皮蛋 2 个，瘦肉 200 克，米 100 克，共煮成粥食用。此方具有调理肠胃、促进消化的功效，有助于缓解呛咳。

百合小米粥

干百合 50 克，干银耳 20 克，红枣 6 个，花生 30 粒，小米 1 杯，清水、冰糖各适量。将干百合、干银耳用水浸泡 20 分钟，然后将上面的材料加入清水中煮成粥。此方对于干咳有较好的治疗作用。

鲜藕汁

鲜藕 1 节，冰糖适量。取鲜藕洗净切成小片，放入榨汁机中加入 400 毫升清水，打碎成泥。在锅中加入 200 毫升清水，煮沸后加入藕汁，放入冰糖即可。此方具有理气的功效，有助于缓解呛咳。

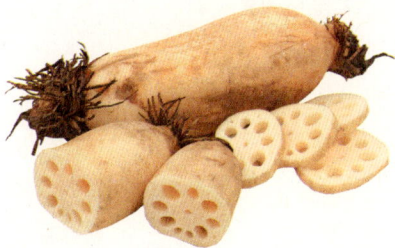

黄芪粥

黄芪 30 克，大米 100 克。将黄芪浸泡 30 分钟，然后连水一起煮 30 分钟，将药汁滤除出来，加等量的水煮 15 分钟，反复两次后将大米加入汁中，煮成粥。此方具有补气的功效，对气虚久咳、咳声无力等症状有一定的疗效。

牛百叶萝卜汤

牛百叶 500 克，萝卜 10 克，陈皮 5 克，食盐适量。先将牛百叶放入热水中泡 3 分钟，拿出刮去黑衣，洗净切碎。再将萝卜洗净切块，陈皮水浸去白，与牛百叶一同放进砂锅内，加水适量，用武火煮沸，再转用文火煮 2 小时，加食盐调味即成。适用于咽干呛咳，此方具有清肺化痰、降气止咳的功效。

胡萝卜红枣汤

胡萝卜 10 克，红枣 40 克。先将红枣洗净，浸泡 2 小时，再将胡萝卜洗净，与红枣一并放进砂锅内，倒入清水，煮约 60 分钟前后，以红枣熟烂为度。适用于气阴缺乏、肺气上逆所致的呛咳阵作、口干等症。此方具有养阴益气、利气止咳的功效。

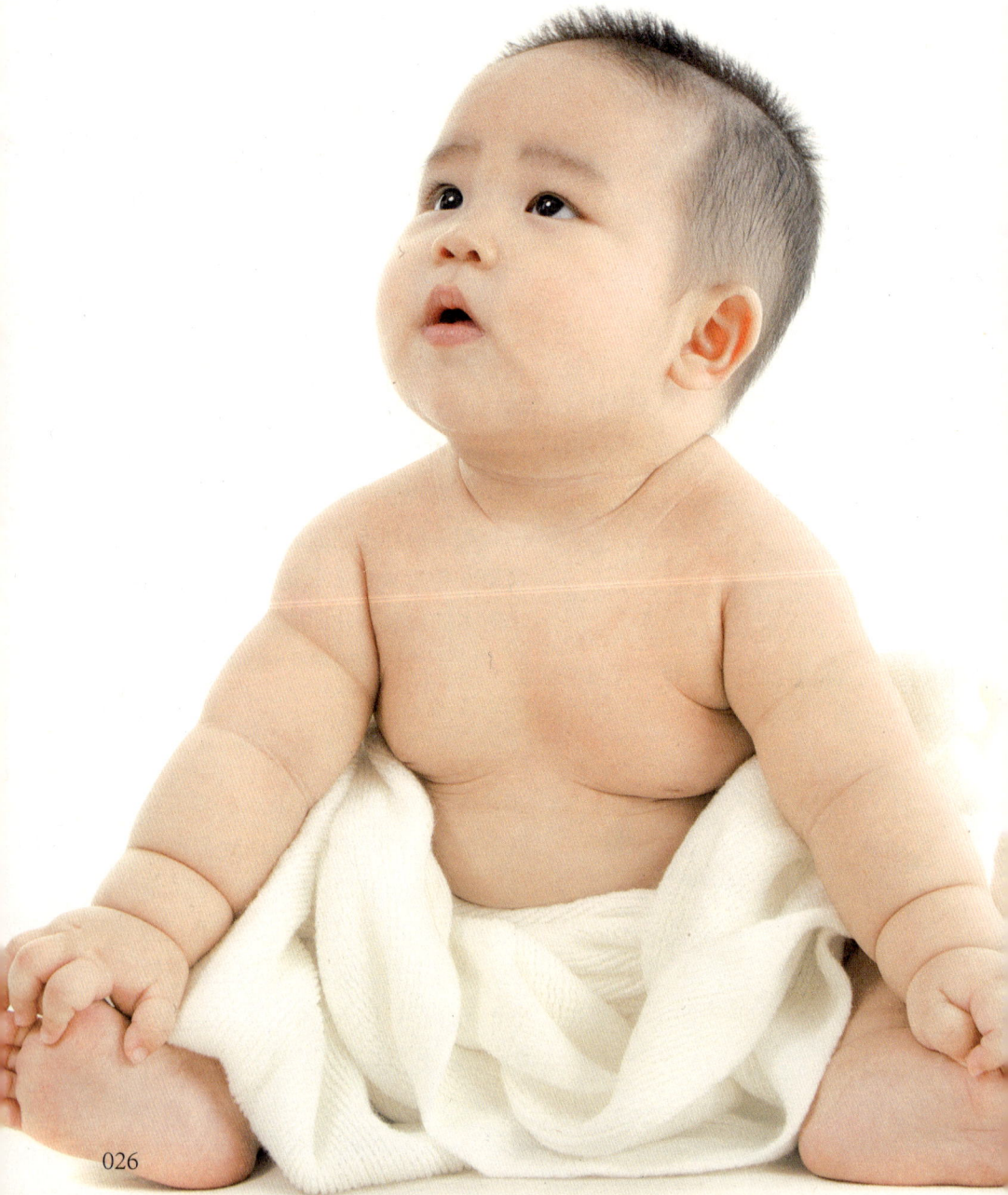

简单按摩可调治小儿疝气

中医馆的会计阿德今年春末刚刚生下一子，小名春天。这天，他匆匆忙忙地把孩子抱到医院，请老中医帮忙给孩子看看。老中医忙问怎么了。一番询问后，老中医才知道原来春天这两天有些便秘，但昨晚忽然大哭起来，阿德夫妇俩看到小家伙的脚在狂晃，以为是孩子的尿布湿了，脱下之后看到这孩子腹股沟有一个肿块，这把他们俩吓坏了。没想到把孩子放平后给孩子按压那个肿块，竟然消失了。过后孩子也睡了，可他们不敢大意，觉得还是带来给老中医看看为好。

正当老中医给孩子把脉的时候，孩子从睡梦中醒过来，忽然大哭起来。这时阿德赶紧看了看孩子的腹股沟，肿块又出现了，阿德想把它按下去，却没成功，这让他有些不解。老中医赶紧止住阿德，并把孩子仰卧放在床上，用单手掌由腹部左侧向右侧做旋弧状揉捏，用拇指按压天枢、气海、关元穴各1分钟。过了一会儿，肿块消失了。阿德连忙叫老中医教他这个手法。老中医让阿德别急，先听他说完。

根据春天的情况，老中医判断春

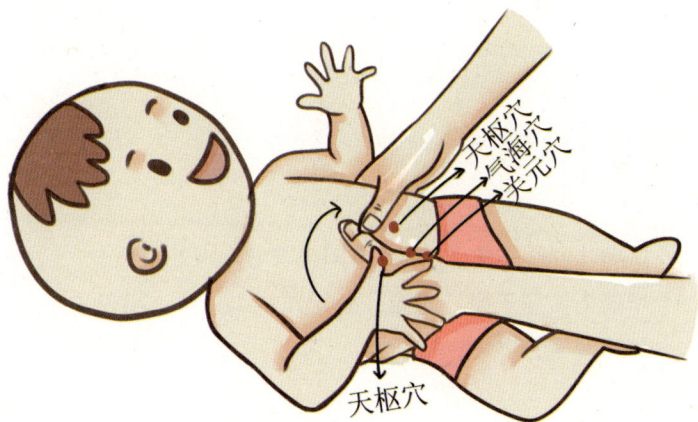

天枢穴
气海穴
关元穴

天枢穴

天是得了小儿疝气。小儿疝气即为小儿腹股沟疝气，俗称"小肠气"，是小儿常见的疾病。在胚胎时期，腹股沟处有一个"腹股鞘状突"，可以帮助睾丸降入阴囊或子宫圆韧带固定。有些小孩出生后，此鞘状突关闭不完全，导致腹腔内的小肠、网膜、卵巢、输卵管等进入此鞘状突，即形成疝气。如果有腹腔液进入阴囊内，会发展为阴囊水肿。早产儿和男孩的发病率比较高。中医认为，疝的发病多与肝经有关。金元时代医家张子和说"诸疝皆属于肝"，凡肝郁气滞或寒滞肝脉，皆可致疝；也有先天脏气薄弱，不能收摄而致疝的。所以本病的发生与先天禀赋不足、气滞、寒湿、气虚有关。治疗疝气，应该药食调治，辅助按摩手法，疏肝理气，温化寒湿，补中益气。

疝气初期症状不明显，仅在站立行走、剧烈咳嗽、大哭等腹内压增高时，腹股沟区有胀痛感或轻微疼痛。此后阴囊部、腹股沟部或大阴唇部发现有可变性肿块，平卧或用手推抚后肿块消失，随病程加长，而沉重下坠感会加重，慢慢演变为阴囊水肿。刚才老中医给春天按摩腹部，起到疏肝理气的作用。天枢穴主治腹痛、腹胀、便秘、水肿、小儿消化不良等；气海穴主治腹痛、水肿、疝气等；关元穴具有培元固本、补益下焦之功，主治泌尿、生殖器疾病。

老中医还告诉阿德夫妇，预防和治疗小儿疝气，有几点是需要注意的：要及时治疗咳嗽、便秘等疾病；注意喂养，避免孩子大哭大闹；按摩时尽量避免患儿哭闹咳嗽，以免疝内容物再次脱出；加强体育锻炼，增强免疫力。用正确的按摩方法和合理调补小儿身体，小儿疝气是可以治愈的。

最灵老偏方：按摩腹部

- 让患儿仰卧于床上，施术者用单手掌由腹部左侧向右侧做旋弧状揉捏，用拇指按压天枢、气海、关元穴各1分钟。每日按摩2次。此方具有疏肝理气的功效。

更多食疗方

茴香粥

小茴香 15 克，粳米 100 克。先用清水煎小茴香，去渣取汁，然后加入粳米煮成稀粥，每天服用 2 次。本方具有行气止痛、健脾开胃的功效，适用于小儿疝气、睾丸肿胀、阴囊橡皮肿等症。

荔枝核粥

荔枝核 30 克，粳米 50 克。先将荔枝核加入清水煎，去渣取汁，放入粳米一起煮粥。本方具有温中理气、止痛的功效，适用于寒疝气痛、小腹冷痛等症。

小茴香煎蛋

小茴香豆 15 克，食盐 4 克，青皮鸭蛋 2 个，食用油、米酒各适量。将小茴香豆和食盐一同炒熟研末，和打入碗中的鸭蛋拌匀，在油锅中煎成蛋饼，每晚临睡时用温米酒送服。此方具有行气止痛、消肿散结的作用。

茄子汁

茄子 50 克。把茄子用水煎，取汁，饭前温服，每日 2 次。对轻度疝气有收敛固提之效，并可改善疝气带来的不适感。

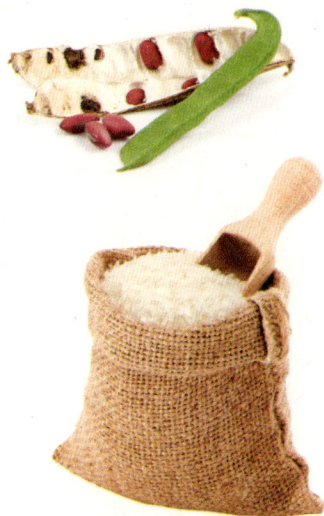

刀豆粳米粥

刀豆 50 克，粳米 50 克。将刀豆和粳米放在一起煮成粥，每日两次。此方具有温中和气、止呃逆、益肾补气的功效。

山药黑鱼汤

山药 30 克，桂圆肉 20 克，黑鱼一条。黑鱼洗净，与山药和桂圆肉放入炖盅，隔水炖熟服用。此方适用于脾胃虚弱引起的疝气，有补气养虚的功效。

双核饮

橘核、山楂核各 30 克，用水煎服，每日 2 次。此方具有行气散结、通络止痛的效果。

苦瓜汁为动物抓咬之痕消毒

俗话说："春天到，疯狗闹。"每年立春过后，猫犬类动物开始进入"发情期"，会出现情绪暴躁不安的情况。春夏两季也是猫狗伤人事件的高发期，家中养了宠物的人们，对待它们千万要多加小心。

一天，蔡女士家里养的猫打起架来了，还伤到了她的爱女。9岁的小茹手上被抓了几道细痕，还有一些轻微的血迹。蔡女士吓坏了，一面急忙把这只伤人的猫送走，一面赶紧把孩子带到老中医处，问老中医需不需要去医院打狂犬疫苗。

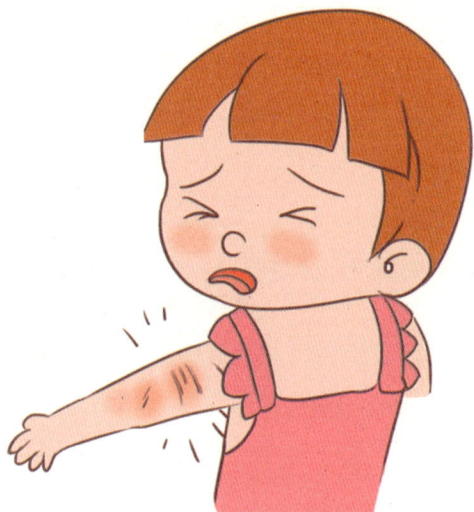

老中医问她，猫有没有打针。蔡女士说，她家的猫每年都会按时注射预防针。老中医跟她说，不小心被猫狗抓咬后，并不一定都要注射狂犬疫苗。一般来说，如果每年都给自家宠物注射预防针，只要不是严重的破皮或者大出血，只是抓咬的小伤口就无须到医院打疫苗，自己在家清洁消毒即可。

老中医仔细看了小茹的手，发现伤口不是很深，有轻微的发肿，少许血液从伤口流出，就用生理盐水帮她冲洗伤口。想起家里刚买了苦瓜，老中医就去厨房将苦瓜洗净切块，榨成汁，再放到消毒纱布上，绞汁，去渣取汁，涂抹在小茹的伤口处，稍干后又涂上一些。老中医问小茹怎么样了，她说感觉手上凉快了许多，没那么热了。

蔡女士忙问这苦瓜有什么作用。老中医告诉她，苦瓜汁具有清热解毒的功效，外用时可以杀菌消炎、止痛除痒、清凉皮肤，对动物咬伤有较好的消毒杀菌作用。也可以用大蒜泥，大蒜中包含的硫化合物具有很强的抗菌消炎作用。

老中医叮嘱蔡女士回去后可以继续给小茹用这个方子，直到伤口恢复，并劝小茹以后多注意保护自己，不要轻易去招惹动物。在动物发情期、哺乳期以及进食时，千万不要逗它，这时候的动物自我保护意识很强，容易攻击人；也不要随便去抚慰不熟悉的动物；若遇到家中两只动物撕咬打斗，应借助木板或其他工具将它们分开，不要直接用肢体接触；避免受伤。

需要提醒的是，很多人都以为只有狗才会传播狂犬病，其实狂犬病毒是在动物间流行传播的，并不单纯只是狗。无缘无故攻击人的动物都有可能是感染了狂犬病毒。除了家养的猫狗之外，近年被野生动物，特别是老鼠咬伤而去注射狂犬疫苗的案例也逐渐增多。被动物咬伤，若有出血，应及时去医院，由医生诊断决定是否需要注射狂犬疫苗。不要自己在家处理伤口，以免误事。

最灵老偏方：苦瓜汁

- 苦瓜 3~5 块。将苦瓜洗净切块，榨成汁，再放到消毒纱布上，绞汁，去渣取汁，涂抹伤患处。1 天涂 3 次，连续涂 3~5 天。此方可以杀菌消炎，适合清洁动物咬伤的伤口。

番薯叶木鳖汁

番薯叶、番木鳖（即马钱子）各适量。上药同捣烂，敷于伤处。此方具有解毒功效。

梨树叶汤

梨树叶 2 把。将梨树叶洗净，加水煎汤，饮服 1 碗，使汗出，并用梨树叶水洗伤口。此方具有清热解毒的功效，适用于被蛇咬伤。

半边莲

鲜半边莲 60 克。取 30 克水煎，1 日分 2 次服。再将余下的 30 克捣烂，外敷于伤口周围，不宜盖没伤口，以便于毒液流出。此方具有排毒消炎功效，适用于毒蛇咬伤。

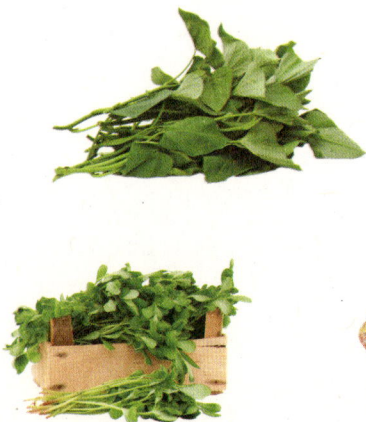

马齿苋汁

马齿苋适量。将马齿苋洗净，用纱布绞出汁，涂抹在伤口上。本方具有杀菌消毒的功效。

肥皂水清洗

一般的抓咬伤，可以用肥皂水清洗伤口，并一边用活水冲洗一边挤压。此方具有杀菌消炎的功效。

医用酒精消毒法

伤口较小时把伤处的瘀血挤出，用医用酒精清洗后，用无菌棉签蘸酒精消毒。此方具有消毒抗炎的功效。

杏仁雄黄泥

杏仁、雄黄等量。将杏仁捣烂如泥，调入雄黄和匀。将伤口洗净敷上药泥，包扎固定。此方可以解毒生肌。

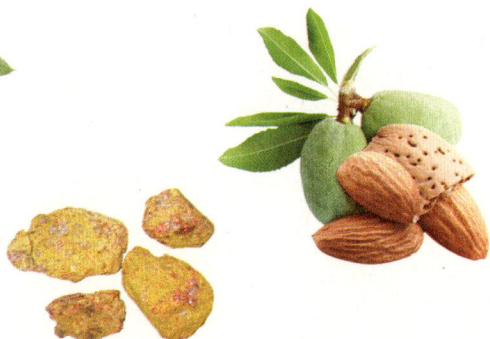

孩子误吞异物请快用海姆立克急救法

家有婴儿的父母要学的第一节必修急救课就是：快速排出异物。孩子误吞异物，首选应即刻去医院，请医生处理。但如果情况紧急，孩子已经出现呼吸急促、面部发紫等窒息的现象，就要马上采取急救手段。一旦延误，后果不堪设想。从医多年，老中医见过许多误吞异物的病例，回顾以往的那些例子，仍有余悸，推荐给大家最实用有效的办法就是海姆立克急救法。

记得有一回，一位年轻女士抱着个小男孩满脸焦急地跑进老中医的诊室。小男孩约莫3岁左右，小脸憋得通红，还不停地咳嗽。女士带着哭腔告诉老中医，她儿子不小心吞了个玩具车轮。老中医一看情况紧急，就立刻对小男孩进行急救。

老中医从背后抱住男孩，并让其身体稍微前倾；将双臂分别从孩子两腋下前伸并环抱；左手握拳，右手从前方握住左手手腕，使左拳虎口贴在患者胸部下方，肚脐上方的上腹部中央，形成"合围之势"；然后突然用力收紧双臂，用左拳虎口向男孩上腹部内上方施压，迫使其上腹部下陷。由于腹部下陷，腹腔内容上移，迫使膈肌上升而挤压肺及支气管，这样每次冲击可以形成一股气流，从而将异物从气管内冲出。施压完毕后立即放松手臂，然后再重复操作。重复了七八次后，小男孩一阵猛烈地咳嗽，终于把车轮子给呛了出来。女士不停地向老中医道谢，说总算可以放下心来了。

这个办法也要分年龄使用。对于3岁以上的孩子，误吞异物，可使用该办法急救，以免造成无法挽回的后果。若孩子尚幼，在3岁以下，应该让其脸朝下，背朝上俯卧在父母的前臂上，同时捏住宝宝颧骨两侧，父母则用大腿支撑自己的胳膊，保证宝宝头部的水平位置比身体低，用另一手掌在宝宝背部两肩胛骨之间的脊椎部位，连续拍击5~8次。拍击要有一定的力度，但不能过猛。一边拍，一

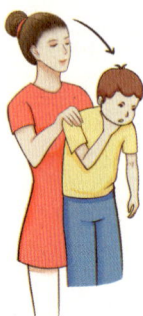

①施救者从背后环抱患者

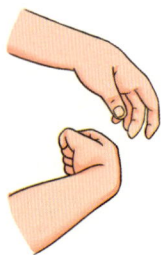

②施救者一手握拳

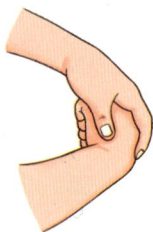

③另一只手紧握住握拳的手

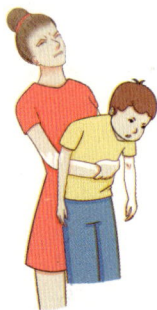

④从腰部突然向上腹部施压

边观察宝宝是否将异物吐出。重复几次后，可以扒开宝宝的嘴，若能看到异物，就用手指夹出来。

吞服异物是典型的婴幼急症，家长应该具备急救知识。为了避免孩子受罪和家长担忧，预防才是关键。身为老中医，建议不给 5 岁以下的孩子喂花生、瓜子等坚果；不给 3 岁以下的孩子喂果冻，若要吃，必须由监护人用小勺切割再喂，不能让孩子自己整个吞服；发现孩子有咬异物的习惯，要及时纠正；家里不要放能放入嘴里的小东西，或者置放在他们无法触处；吃饭时不要逗笑，要改变边吃饭边说话的不良习惯等。

最灵老偏方：海姆立克急救法

- 施救者从背后环抱患者，双手一手握拳，另一只手紧握住握拳的手，从腰部突然向上腹部施压，迫使其上腹部下陷，使得患者胸腔压力骤然增加，促使异物排出。本方适用于误吞异物，可以帮助异物排出。

更多食疗方

土豆藤汤

土豆藤200克，2杯水。把土豆藤放入锅内，然后熬至汤水变成1杯为止。每天服用3~5次，每次服用半杯，2~3日后异物会随着大便排出体外。此方具有利便的效果，有助于孩子排出异物。

母乳或奶粉

如果吞食了染发剂、香水时，让宝宝马上吃母乳或奶粉，以稀释毒性，加速排泄。此方具有稀释、解毒的功效。

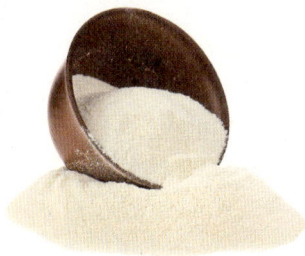

推压腹部法

仰卧，抢救者面对患者，骑跨在患者的髋部。抢救者用一手置于另一手上，将下面一手的掌根放在胸廓下脐上的腹部，抢救者用身体的重量，快速冲击压迫患者的腹部，重复此动作，直至异物排出。此方具有顺气通畅的功效，适用于吞异物导致昏迷晕倒的患者。

催咳

当孩子吞下异物时，轻拍孩子背部并鼓励孩子咳嗽，将异物吐出。此方具有较好的催吐效果。

瓜蒂汤

甜瓜蒂10克，赤小豆20克，豆豉6克。用水煎服。先进半剂，欲吐时再进。此方具有催吐解壅的功效。

猪油炒韭菜

韭菜250克，不切碎，多加猪油炒熟服用。此方具有润肠通便的效果，可以加速误食异物排出。

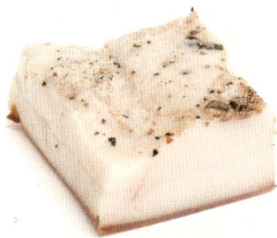

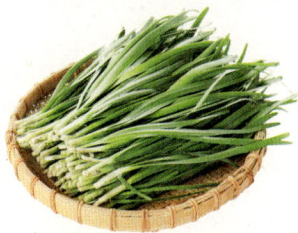

蒜汁止蚊虫叮咬之痒很有效

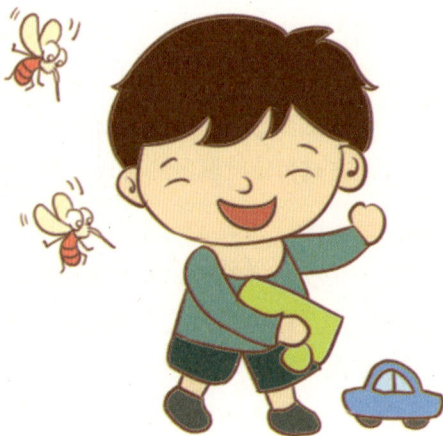

有年夏天老中医去乡下亲戚家度假，天气炎热，蚊虫很多。一日傍晚，老中医和亲戚的小孩阿森一起去外边散步纳凉。乡下蚊子太多，嗡嗡嗡地乱飞，尤其爱挑细皮嫩肉的小孩子下口。不一会儿，阿森就被蚊子叮得起了不少红疹大包，阿森不停抓挠，看到他的皮肤都快被抓烂了，老中医赶紧叫他别挠，并把他带回家，给他处理被叮咬的皮肤。

宝宝被蚊虫叮咬后可能会引发皮炎，这是夏季小儿常见的病症。当宝宝被叮咬后，皮肤就会出现红肿、丘疹，引起局部瘙痒，这时要避免过分挠抓。宝宝自控能力差，他们会使劲抓痒，最后往往造成皮肤溃烂、感染。因此，被蚊虫叮咬后应该立即消炎、去肿、止痒。

老中医推荐一个很实用的办法。如果情况不是很严重，家长们可采用这个方法。如果叮咬部位出现明显的水肿、水泡或感染迹象时，要及时带宝宝去医院止痒、消肿，以免贻误病情。

这办法就是用大蒜搽。大蒜包含的硫化合物具有奇强的抗菌消炎作用，对多种球菌、杆菌、真菌和病毒等均有抑制和杀灭作用，是当前发现的天然植物中抗菌作用最强的一种。中医认为大蒜具有解毒杀虫、消肿止痛、止泻止痢、治肺、驱虫等药用价值。用切成片的大蒜在被蚊虫叮咬过的皮肤反复搽 1 分钟，具有明显的止痛、消炎、去痒作用，即使被咬处已成大包或发炎溃烂，也可以用大蒜搽。一般数小时过后即可消炎去肿，溃烂的伤口 24 小时后可痊愈。大蒜不仅能消除蚊子叮咬后的红肿，它强烈的气味还能把蚊子赶跑。需要注意的是，不要搽太多，以免伤害宝宝幼嫩的肌肤；另外，大蒜刺激性较大，皮肤敏感的宝宝应慎用。

预防方面，重点要注意室内清洁卫生，定期打扫，不留卫生死角，不给蚊虫以藏身繁衍之地；开窗通风时不要忘记用纱窗做屏障，防止各种蚊虫飞入；要向暖气罩、卫生间角落等房间死角定期喷洒杀蚊虫的药剂，并注意通风；父母还要监督宝宝常洗手，勤剪指甲，以防宝宝抓挠叮咬处时感染。

宝宝睡觉时，为了让他享受酣畅的睡眠，可以给他的小床配上透气性较好的蚊帐；或插上电蚊香，注意电蚊香不要离宝宝太近；还可以在宝宝身上涂抹适量驱蚊剂；睡觉前沐浴时可以在宝宝的澡盆里滴上适量花露水，使宝宝洗澡后肌肤上留有花露水的味道，对驱散蚊虫也有一定功效。

最灵老偏方：大蒜汁

- 大蒜 3~5 瓣。用切好的大蒜片在被蚊虫叮咬处反复搽 1 分钟，一般数小时后即可消炎去肿，溃烂的伤口 24 小时后可痊愈。皮肤有过敏反应者应慎用。此方有明显的止痛去痒消炎作用。

更多食疗方

肥皂水

把肥皂水涂于被叮咬处。肥皂的碱性和蚊子分泌的蚁酸可以中和。本方具有较好的止痒效果。

氯霉素眼药水

被蚊虫叮咬后，可立即涂搽 1~2 滴氯霉素眼药水，本方具有止痛、止痒、消炎的功效。

土三七汁

土三七又叫景天三七，取其叶用水冲洗净，挤出汁涂抹于蚊虫叮咬处。本方能消炎止痒。

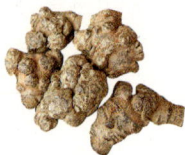

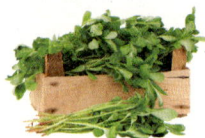

马齿苋汁

鲜马齿苋茎叶少许。在手里揉搓出水后，涂搽于患处，此方具有止痒消肿效果。

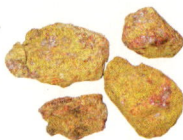

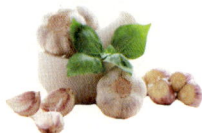

牙膏止痒方

取牙膏少许，涂抹于被叮咬处。本方具有减轻瘙痒的作用。

雄黄大蒜方

雄黄 10 克，大蒜（独头蒜或紫皮蒜，去皮的）10 个，浸泡在 200 毫升酒精含量 60% 的白酒内，待 10 天左右即可使用。用时搽蚊虫叮咬处，每天 1~2 次。此方可解毒、镇痛、止痒、消肿。

粥膜止痒

大米适量，食用碱少许。把大米加入锅中，加食用碱煮米粥，等粥凉后，轻轻挑出米粥表面的一层粥膜，敷在叮咬部位上。此方具有消肿、止痒的功效。

虾皮豆腐汤治婴儿夜啼真管用

最近看到医院里的小杨总是一副满脸倦容的样子，做事也有点丢三落四。老中医关心地询问小杨最近发生了什么事情，原来小杨家有个小宝宝，这些天总是夜里哭闹，任她怎么抱怎么哄就是死活不肯入睡。老中医告诉她这病像是小儿夜啼，让她有空把孩子抱来给他看看。

翌日，小杨抱着孩子走进了老中医的诊室。老中医查看了孩子的医院检查报告，根据检查报告显示，

小杨的儿子有些缺钙。现代医学认为，当血浆里的钙浓度降低时，神经肌肉的兴奋性会增高，会引起抽搐，导致小儿睡眠不安而哭闹。而老中医诊治之后，发现小杨的儿子脾胃有点积热失合，"胃不合则卧不安"，脾胃积热或虚寒都可能导致孩子晚上睡不安而夜啼，治疗的关键在于调理脾胃。

老中医开了一个补充钙质、调和脾胃的食疗方给小杨。这方子叫

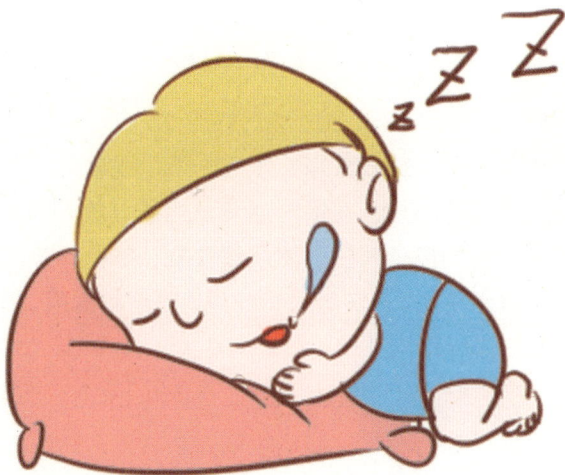

作虾皮豆腐汤，用豆腐和虾皮以及一些配菜煮成汤，连续服用7天即可见效。豆腐含有丰富的蛋白质和钙质，具有益气和中、调和脾胃的功效，宁原《食鉴本草》认为豆腐"宽中益气，和脾胃"。虾皮的钙含量很高，还具有补肾壮阳、理气开胃的功效。

婴儿不会说话，哭闹是他们表现情感、提出要求的常见方式。引起宝宝夜间哭闹的原因除了缺钙外，还有其他的原因，如肚子饿、口渴、过热或过冷、尿布潮湿、衣服过紧、被褥过重等非疾病性原因。部分宝宝平时被家长养成抱、摇、哄的习惯，加上白天睡眠较多，就容易发生夜间哭闹并形成条件反射。有的宝宝白天过于兴奋或受过惊吓，晚上会哭闹不安，夜间做梦也会导致突然哭闹。会引起宝宝疼痛、瘙痒等不适的疾病也会致使宝宝夜啼。

另外，如果宝宝感染了寄生虫，寄生虫会爬到宝宝的肛门口，使宝宝因肛门瘙痒而哭闹。所以要针对其原因采取不同的治疗方法。此外，宝宝大脑神经发育尚未成熟，在生理上尚未形成固定的作息时间表，某些神经类型的小孩晚上不睡白天睡，这就需要引导孩子调整生物钟。

最灵老偏方：虾皮豆腐汤

- 豆腐200克，白菜200克，虾皮15克，食盐、味精、葱花、生姜、香油各适量。虾皮洗净，水泡一下，生姜切块，豆腐切成小方块，白菜洗净切小块。在锅内加清水适量，放入虾皮、姜块，烧沸后下豆腐，再加白菜，白菜熟后放食盐、味精、葱花和香油调味即可。每天食用1次，7天为1个疗程，可经常食用。本汤具有调和脾胃、补钙安神的作用。

更多食疗方

茯苓龙齿汤

桂枝、甘草各 3 克，白芍药、钩藤各 6 克，陈皮 6 克，姜半夏、茯苓各 9 克，龙齿 15 克，生姜 2 片，红枣 3 枚。水煎服，分 2 次服用。此汤具有健脾和胃、宁心安神的功效。

蝉蜕钩藤汤

蝉蜕 5 克，钩藤 6 克，柏子仁 6 克，夜交藤 3 克，茯神 5 克，黄连 3 克，甘草 5 克，酸枣仁（捣碎）10 克。水煎服，每日 1 剂，分 2 次服用。本汤具有散风除热的功效。

生姜红糖汤

生姜 10 克，红糖 15 克。生姜切片，加红糖，用水煎服。本汤具有温中散寒的功效，适用于脾胃虚寒导致的夜啼。

菊花钩藤药香

茯苓 50 克，菊花 80 克，钩藤 80 克，淡竹叶 50 克，灯芯草 50 克，琥珀 20 克，五味子 10 克。将上述药打碎后装袋密封，夜晚当枕用。本方具有疏散风热、清心降火的功效，常用于治疗心烦不寐、小儿夜啼等。

地麦粥

生地 10 克，麦冬 6 克，先煎生地和麦冬，然后取汁液适量，加大米 30 克，煮成粥，1 日内分次食完。此粥适用于心热型夜啼，具有清除邪热的功效。

雪梨炖灯芯草

灯芯草 3 克，雪梨 1 个，冰糖 10 克。将雪梨洗净，去皮、核，切块。锅内加适量水，放入灯芯草，文火煎沸 20 分钟，加入雪梨块、冰糖，再煮沸即成。本方具有润燥安神的功效。

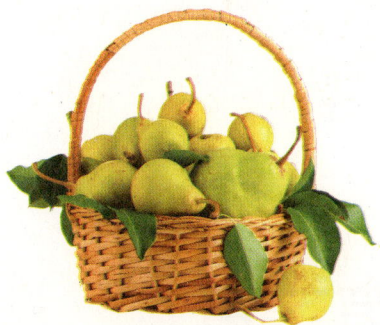

干姜粥

干姜 5 克，大米 30 克，将二者煮成粥服用即可。此粥适用于脾寒型夜啼，具有温中散寒的功效。

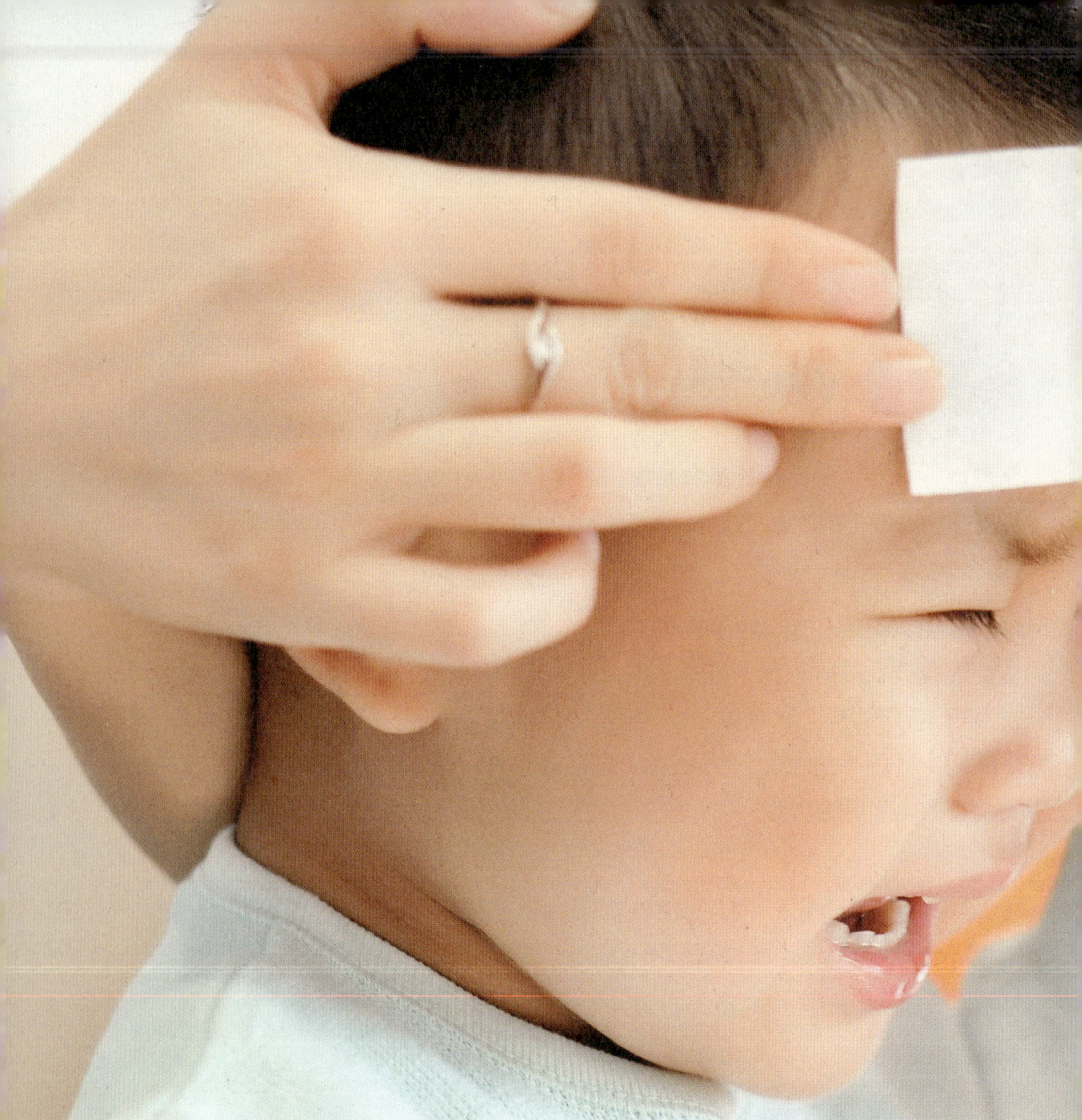

第二章
呼吸道疾病小偏方

"谁言寸草心，报得三春晖。"哪位母亲不是为自家孩子倾尽所有呢？孩子的一个小疾病，就足以让母亲牵肠挂肚、寝食不安，恨不得把孩子的疾病转移到自己身上，如果她们有这个能力的话。

　　季节更替，气候变化，都容易让小孩患上呼吸道疾病，令每位母亲头痛不已。像发热、咳嗽、支气管炎、肺炎、盗汗、哮喘等，每种呼吸道病症都有各自不同的诱因和具体的症状。本章对这些常见的疾病进行详细的介绍，并推荐一些实用的偏方，让读者面对类似情况时能对疾病有个大概的了解，以便及早做出判断并对症下药。

葱豉豆腐汤抵抗顽固风热感冒

感冒发热是宝宝的常见病之一，需要尽早治疗，贻误病情可能会进一步发展为肺炎。年轻的父母们一见到宝宝生病就往医院跑，吃药打针唯恐不及，其实很多小病可以通过生活中常见的食物来调养。对于常见的儿童感冒发热，中医的治疗方法比较安全有效。

中医讲究辨证论治，一般感冒发热分为风寒和风热两种。前者的具体症状表现为发热、恶寒、无汗、头痛、流清涕、口不干、咽不红等；后者表现为发热重、恶风、有汗或少汗、头痛、鼻塞、流浓涕、咽红肿痛、口干而渴等。应根据症状和病因对症下药。

夏秋换季，中午阳光明媚，气温升高犹如盛暑，清晨和夜晚气温骤降，寒气逼人。昼夜温差变大让小孩措手不及，一不小心被寒气侵袭，体质虚弱、免疫力差的人就容易感冒。一天，一对母子来到老中医的诊所，说孩子感冒了。孩子叫阳阳，今年9岁，正是爱逞英雄的年纪。天气转冷，别的小朋友纷纷穿上了外套，阳阳仗着自己身体好，整天穿着个短袖上学。学校外新有个烧烤档，热狗和鸡翅很受学生欢迎，阳阳去吃了两天后就感觉不妙，先是喉咙痛、鼻塞，慢慢出现流鼻涕，发热也来了。

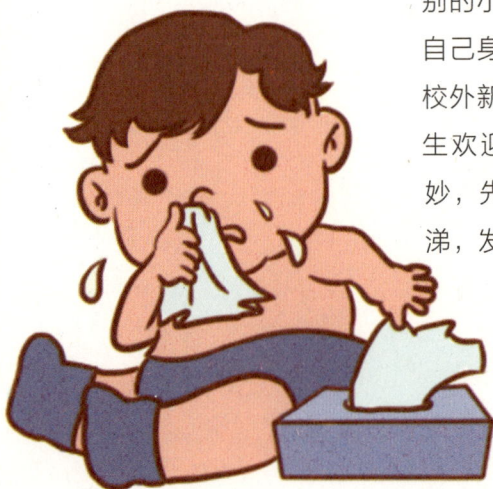

老中医给阳阳量了体温，38℃，不算严重，是低热。老中医又让阳阳把嘴张开，看到舌头颜色猩红，舌苔薄黄；老中医再

用压舌板向下轻压他的舌头，发现他的咽喉部位红肿发炎。由此，老中医判断他是风热感冒。由于穿得少，使得风邪侵袭，加上吃烧烤热气入体，两者结合导致生病。老中医给阳阳的母亲推荐了葱豉豆腐汤，告诉她用豆腐、豆豉、葱白一起煮汤，连服7天就有效果。

葱豉豆腐汤是治疗风热感冒的一剂食疗妙方，豆豉是一味药食两用的清热解表佳品，具有发散风热、发汗解表的作用，是治疗风热感冒的常用药。豆腐含有石膏，石膏是清热泻火的良药。且豆制品富含蛋白质，既能给患儿泻热又能增加营养，一举两得；葱白具有发汗解表、通阳利尿的功效，适合治疗感冒头痛和鼻塞。

吃了几天葱豉豆腐汤，阳阳的体温便慢慢降了下来，流涕和咽痛也变轻了，食欲也渐渐变好了，过了一周就完全恢复了。后来经过阳阳父母的悉心教导，阳阳也改正了"标新立异"的做法，不再逞英雄了，自己学会了根据天气冷暖增添衣物，也不乱吃路边摊档。

小儿感冒发热期，应给宝宝准备一些流质食物，如稀粥等食物；居室要尽量保持安静，注意通风，温度和湿度宜恒定，不要太高或太低；要给孩子多饮水，注意休息，多吃蔬菜、水果等补充维生素的食物，保持大便通畅。如果发热持续不退，或者发生并发症时，应及时去医院诊治，以免贻误治疗时机，加重病情。

最灵老偏方：葱豉豆腐汤

- 豆腐200克，淡豆豉10克，葱白6克。将豆腐切成小块，葱白洗净，切成圈；将豆腐、淡豆豉、葱白一同入油锅，翻炒几下，加少量水，煮熟，加盐调味即可。1天食用2次，7天为1个疗程。此汤具有发散风热的功效。

更多食疗方

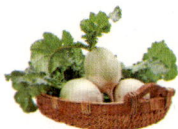 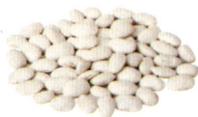 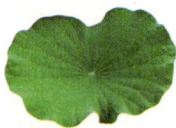 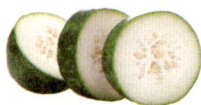

米醋萝卜菜

生白萝卜 250 克，米醋适量。将萝卜洗净切片，加米醋浸数小时。每日当菜下饭，每日 1 剂。此方具有辛凉解表、消食解毒的作用。

杭菊糖茶

杭菊花 30 克，白糖适量。将杭菊花放茶壶内以开水浸泡，加白糖适量。每天让宝宝饮服。此方具有通肺气、止咳逆、清三焦郁火的作用。

贝母沙参蒸雪梨

雪梨 1 个，贝母 6 克，沙参 10 克，薄荷 2 克及冰糖适量。雪梨去核。所有材料合起放在碗内加水蒸熟，早晚分食，连吃数日。此汤具有润燥止咳、化痰宣肺的功效。

葱白芫荽汤

葱白、芫荽根、白菜头各适量。水煎代茶饮，趁热服用。此汤具有散热解毒的功效。

桑菊饮

桑叶、菊花、薄荷、甘草各 10 克，混合后用滚水冲泡，代茶频饮。此方具有清热解表的功效。

金银花山楂饮

金银花 30 克，山楂 10 克，蜂蜜 250 克。将金银花、山楂放入锅内，加水适量，用武火烧沸，3 分钟后取药液 1 次；再加水煎熬 1 次；将 2 次药液合并，放入蜂蜜，搅拌均匀即成，每日 3 次。此方具有疏风散热的功效。

冬瓜荷叶扁豆汤

冬瓜 500 克，白扁豆 30 克，鲜荷叶 15 克。将扁豆、荷叶、冬瓜洗干净，冬瓜连皮切成小块。把扁豆、荷叶一起放入锅内，加清水适量，大火烧沸后，下冬瓜，然后用小火煮 1~2 小时，调味即可饮用。此汤有清除肺热、化痰止咳的功效。

生姜红糖茶驱走风寒感冒

老中医认为，西医提出的，人的感冒是由人体上呼吸道感染病毒或细菌等微生物引起的疾病，是有一定道理的。但中医却不从病毒、细菌的角度立论，认为感冒还可以细分为很多种，有风寒引起的、有风热引起的，也有风寒、风热夹湿气引起的。风寒感冒是日常生活中最为常见的一种感冒。天气变冷，寒气侵入人体时，人会通过打喷嚏、流鼻涕等方式来排除体内寒气，属于正常的生理现象，但人们却常常服用药物来抑制身体的这种行为，导致体内的寒气不断积累，最终导致诱发更严重的疾病。

乐乐是人们口中常说的"药罐子"，总是隔三岔五地感冒发热，附近药店的老板基本都认识他了。每次感冒，乐乐就头痛发热、鼻塞，呼吸只能靠嘴巴，闷得发慌，只能大口大口地呼吸，弄得晚上都睡不好觉。乐乐妈看在眼中急在心里，每次感冒，都是第一时间给他吃药，儿童感冒药、板蓝根、小柴胡等药，乐乐基本

都吃过了。到后来，吃药已经成效不大，只能去医院打针。俗话说"是药三分毒"，感冒虽说是好了，可药吃多了，会让孩子身体越来越虚弱，免疫力下降，形成恶性循环。这不，秋天刚来，乐乐又生病了，鼻涕流个不停，还有轻微的发热。6岁的小孩子，本来应该是活蹦乱跳、生龙活虎的，可在老老中医面前的乐乐却是一副无精打采、病怏怏的模样。

经老中医诊断，乐乐属于风寒感

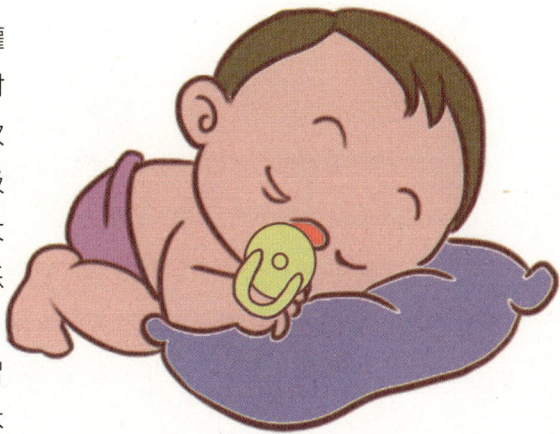

冒类型，治疗关键在于驱除他体内的寒气，并调养身体。体质虚，除了先天秉赋不足，还跟以往处理寒气不当，体内积压过多寒气有关。因此，驱寒是关键，排出体内寒气，补虚养气。日常生活中，有两样食物对预防和治疗风寒感冒效果很好，那就是生姜和红糖。生姜辛而散温，益脾胃，具有散寒发汗、解表祛风的作用，善温中降逆止呕，除湿消痞，止咳祛痰；红糖性温、味甘、入脾，具有益气补血、健脾暖胃、缓中止痛、活血化瘀的功效。老中医给乐乐开的就是这个方子，用生姜和红糖煎汁每日服用，能有效祛除体内寒气。大家可能都有过这样的经历，不小心淋了雨，回到家后长辈都会给你煮碗姜汤，就是这个原理了。本方适用于风寒感冒所引起的流清涕、发热等。

7天后乐乐回来复诊，说已经差不多好了，乐乐妈很意外，没想到这么有效。老中医又开了些滋补身子的方子，姜茶驱寒后，要补虚养气，调养身子，以增强抗病力。调理脾胃也很重要，脾胃好了，不管服用什么药物或采用什么食疗方，都能收到较好的效果。小孩平时的饮食要注意多样化，补充蛋白质，以提高免疫力，多食猪瘦肉、牛肉、蛋、奶、豆制品等食物。另外，要让小孩多进行体育锻炼，这是增强体质的重要方法，常运动还可以增强食欲，帮助消化；多晒太阳不仅可以帮助身体合成维生素D，从而促进钙的吸收，而且对肌肉、骨骼的发育以及全身的新陈代谢都有良好的帮助。

最灵老偏方：生姜红糖茶

● 取生姜5克，将生姜洗净，切片，入锅加水煎汁，煎煮10分钟后，加入适量红糖调匀至其完全溶化，即可饮用。每日1~2次，7天为一个疗程。该方具有驱寒祛风的功效。

更多食疗方

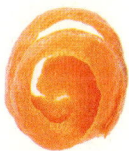 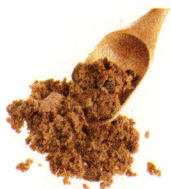 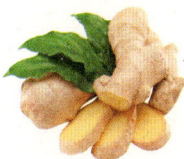 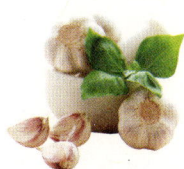

橘皮饮

取鲜橘皮 30 克或干橘皮 15 克，加水 750 毫升，煎至 500 毫升，加白糖适量饮用。此方具有祛风寒、保湿开胃的功效。

菜根姜片饮

白菜根 1 个，萝卜根 1 个，共切粗片。生姜 3 片，红糖 50 克。将上述材料加水适量，煮开 3~5 分钟，热服。此方具有发汗祛寒的作用。

蒸醋

食醋 1 碗。坐在室内关闭门窗，把一碗食醋放置于电炉或煤炉上加热，让它的水蒸气散发于室内，患者猛吸水蒸气。15 分钟后，涕水不多，鼻塞通顺。此方具有通鼻透气的功效。

陈皮白粥

大米 50 克，陈皮 3 克。大米煲粥，粥将近煲好时，加入陈皮，再煲约 10 分钟，便可食用，可代饭吃。此粥可以解表散寒。

葱白生姜敷贴

葱白 30 克，生姜 1 片，胡椒 5 粒。将以上药材共同捣碎，装入干净纱布袋里，敷贴在患儿肚脐上，同时饮服适量温白开水，以助祛寒发汗。发汗后，取掉药袋即可。本方具有祛寒养气的功效。

麻黄苏叶贴

麻黄、紫苏叶、葱白、白芷、姜汁各等量。将麻黄、紫苏叶、葱白捣如泥，白芷研磨成粉与以上药材拌匀，用姜汁调匀后，敷于肚脐上，用胶布固定，有汗发出时取下。本方具有疏风解表、发散风寒的功效，适合于风寒感冒引起的流鼻涕症状。

大蒜红糖饮

取大蒜、生姜各 15 克，切片加水 500 毫升，煎至 250 毫升，临睡前加红糖适量服用。此方具有祛寒的功效。

枇杷叶粥安全治疗小儿肺炎

有些疾病的症状起初比较常见，容易让人疏忽，而病情恶化又很快，往往让人措手不及，甚至会导致死亡。肺炎就是典型的代表。对于抵抗力和免疫力低下的幼儿来说，肺炎显得尤其可怕，是婴幼儿死亡的常见病症，应及早发现并治疗，避免病情加深。

小儿肺炎是婴幼儿时期的常见病，在冬春季比较多见。在中医学上，属于外感咳喘的范围，主要由六淫外邪引起，外邪犯肺引起肺气不能肃降而引发咳喘。如果肺炎在急性期得不到及时治疗，可能导致迁延性肺炎，会严重影响小儿的健康，因此小儿肺炎必须及时治疗。小儿肺炎主要临床表现为发热、咳嗽、呼吸急促、呼吸困难以及肺部啰音等。肺炎虽然可怕，但是依然可以通过治疗而获得痊愈。

一天，张小姐带着她 3 岁的儿子万嘉来看老中医。张小姐告诉老中医，前几天孩子在阳台上玩，可能不小心吹到风了，晚上就开始发热、咳嗽，并不停地说冷。她给孩子吃了一点退热药，第二天孩子的热退了一些，咳嗽却变重了，呼吸显得很困难，小脸憋得通红，还出现厌食、呕吐的情况。她一看情况严重，赶紧抱孩子上医院，医生诊断说是肺炎，这可把她吓了一跳。于是医生就给孩子打针，热倒

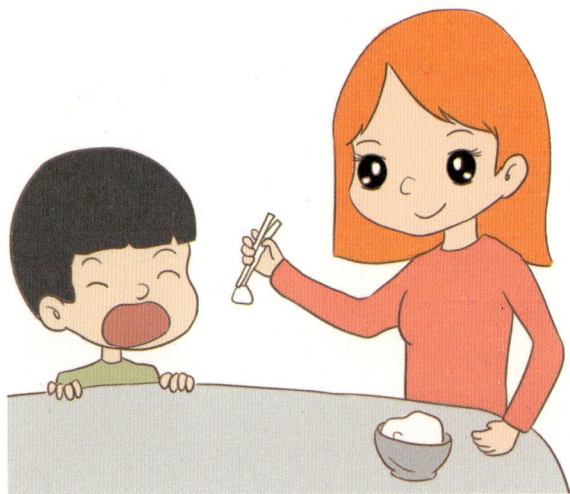

是消了，可咳嗽情况却一直没多大好转，张小姐没有办法，就来找老中医了。

中医治疗肺炎讲究对症下药、标本兼治，相较于西医的各种抗生素，不良反应要小得多。中医将引起肺炎的原因归为4种类型：风热犯肺型、风寒闭肺型、痰热闭肺型、表寒里热型。老中医见万嘉咳嗽、呼吸急促、发热、恶寒、口渴，舌苔微黄，舌质淡红，脉浮数，这些症状是风热的表现，可以判断万嘉属于风热犯肺型肺炎，治疗重点在于清肺润痰、止咳定喘。随即老中医给张小姐开了个食疗方，方子叫枇杷叶粥，把枇杷叶和粳米煮粥，连续服用2周就可以了。枇杷叶的药用价值很高，常用于治疗肺热咳嗽、喉咙肿痛，具有止血止咳、利尿除湿、止渴生津、清肺润痰等作用，《本草再新》说它"清肺气，降肺火，止咳化痰，止吐血呛血"。

老中医还叮嘱张小姐，防治肺炎，要做到这几点：保持室内空气的新鲜，室内不能过于干燥或湿润；饮食上，避免食用辛辣、油腻、过甜和高热量的食物，以清淡、易消化、富含维生素的食物为主；避免接触呼吸道感染的病人；加强体育锻炼，培养良好的个人卫生习惯，多晒太阳。

2周以后张小姐告诉老中医，万嘉已经好得差不多了，没有发热，胃口也恢复了，就是还有一点轻微的咳嗽。老中医又给她推荐了一些润肺养脾的方子，叫她务必让孩子"吃"好，不要留下隐患。

最灵老偏方：枇杷叶粥

- 枇杷叶 1.5 克，粳米 50 克。先煎枇杷叶，去渣取汁，加入粳米煮成粥，空腹食用，1 天 2 次，连续服用 2 周。此方具有凉血生津、润肺止咳的功效。

更多食疗方

荠菜姜汤

鲜荠菜 100 克，鲜生姜 10 克。将荠菜和姜洗净切碎，加清水 400 毫升煮至 200 毫升，用食盐调味。此汤具有温中宣肺、止咳凉血的功效。

杏仁粥

杏仁 10 克，大米 30 克。将杏仁去皮尖，水研滤汁，与大米加水共煮成粥服用。此粥具有止咳平喘、润肠通便的功效，适用于风寒闭肺型的小儿肺炎患者。

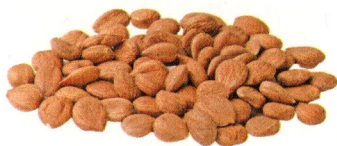

葱白生姜粥

葱白 3 根，大米 30 克，生姜 2 片。一起煮粥，趁热食用。本粥适用于风寒闭肺型的小儿肺炎患者。具有发汗解表、利尿解毒、温中通阳的功效，常用于治疗头痛、鼻塞、小便不利等。

党参红枣粥

党参 15 克，糯米 150 克，红枣 5 个。加适量水共煮粥，用白糖调味服用即可。此粥具有补中益气、补脾益肺的功效。

核桃汁

核桃仁 30 克，冰糖 30 克，梨 150 克。一起绞碎，加水煮服。每次 1 匙，每天 3 次。此汁具有润肺止咳、补气养虚的功效。

薏苡仁红豆莲子粥

去心莲子 10 个，薏苡仁 25 克，红豆 15 克，糯米 15 克。莲子、红豆和薏苡仁用水冲洗干净，浸泡半小时。锅中加适量水，煮开。放入泡好的莲子、红豆和薏苡仁。大火煮半小时，放入洗净的糯米。中火煮半小时，开始用勺子搅拌。煮出黏稠的感觉，盛出即可食用。此粥具有健脾利湿、理气活血的功效。

栗子烧猪肉

栗子 250 克，瘦猪肉 500 克，调料适量。将栗子去皮，猪肉切块，加盐调味。将猪肉炒至半熟，加入栗子和适量水，炖熟即可。此方具有益气补脾、补虚养气的功效。

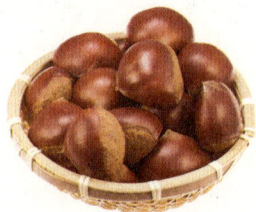

鱼腥草芦根汤可有效应对孩子肺热咳嗽

　　有些疾病虽然问题不大，却反反复复出现，令人烦恼不已。肺热咳嗽就是这种疾病。肺热咳嗽表现为反复咳嗽、咳黄痰、口干、咽痛、便秘、尿赤、发热等。

　　肺热咳嗽是由于风热邪毒犯肺，或风寒化热，邪热蕴积于肺，肺受热毒所伤，失于宣降清肃，导致肺内郁热、肺气失宣，出现以咳嗽为主的一种症状，常在肺热感冒后出现。肺热咳嗽临床以痰多、反复发作为特点，严重者会出现呼吸困难、面红耳赤、口唇青紫等症状。一般来说，该病一年四季都可发生，冬春两季比较多发。而且年龄越小，发病率越高，病情越重。通常在小孩出现咳嗽时，家长们就会给孩子吃止咳药，这个不行吃那个，小孩仿佛成了"小白鼠"。俗话说病急乱投医，其实是不可取的。咳嗽有多种多样，应该根据病症来辨证治疗。

　　小周今年 3 岁，被他爸爸抱到老中医那就诊时已经咳嗽三四天了。他的咳嗽比较气急，而且脸色发红，眼睛发赤，呼吸也有些困难。据他爸爸说，起初以为孩子是感冒着凉引起的发热和咳嗽，以为是小问题，就去药店买了退热药给小周服用，热是退了，但咳嗽不见好转，反而越来越严重了。

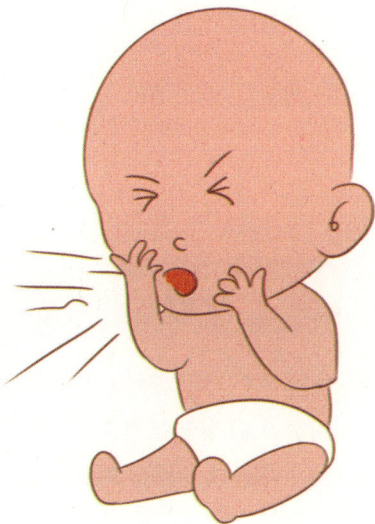

老中医见小周舌质较红，舌苔偏黄，是痰热壅肺之象。再根据脉象，老中医怀疑是肺热咳嗽，就问小周爸爸是不是给孩子吃了什么热性食物。小周爸爸想了一会，告诉老中医孩子可能吃了些他爷爷前几天从乡下带来一些野味。老中医又问小周爸爸小孩的痰是什么颜色的，大便情况如何。小周爸爸说痰是黄色的，大便次数比以前少，很臭。由此，老中医基本确定是肺热引起的咳嗽，治疗应该以清除肺热、滋润养肺为主。随即，老中医就给小周爸爸推荐了鱼腥草芦根汤，取鱼腥草和芦根煎汁饮用，连服7天就有效果。鱼腥草是清泻肺热、止咳化痰的良药，常与芦根、橘梗一起使用，具有清热解毒、消肿排脓的功效，尤其适合咳吐黄痰以及腥臭脓痰的肺热咳嗽患者食用；而芦根具有清透肺热、利尿排毒的功效，常用于治疗肺热、牙龈出血、百日咳等。两者结合，可以降燥润肺，去火排毒。

老中医还叮嘱小周爸爸以后遇到小孩发热、咳嗽一定要留心，切勿再乱用药。小孩在患病期间饮食要尽量清淡，多喝水可以加快身体排毒；切勿乱吃燥热性的食物，上火时可以多喝绿豆汤、丝瓜汤等清热泻火食品；家里有小孩时，大人不要吸烟；尽量少去那些人多嘈杂、空气污浊严重的公共场所；室内过于干燥时可以在室内使用加湿器；多带孩子出去晒晒太阳，有助于孩子体内合成维生素D，促进身体的发育。

最灵老偏方：鱼腥草芦根汤

- 鱼腥草 20 克，芦根 20 克，冰糖适量。将鱼腥草、芦根洗净，入锅，加水 500 毫升，煮至药汁 300 毫升，滤去药渣，分 2 次饮用，连续服用 1 周。此汤具有清热解毒、降燥润肺的功效。

更多食疗方

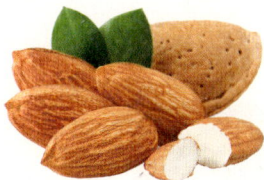

杏仁粥

杏仁 10 克，大米 30 克。将杏仁去皮尖，水研滤汁后与大米加水共煮粥服用。此粥具有暖胃润肺的功效。

川贝百合蒸梨

梨 1 个，川贝 5 克，百合 10 克，冰糖少许。将川贝磨成粉末；百合洗净，切碎；把梨靠柄部横断切开，挖去核后放入川贝粉、百合、冰糖。把梨放入碗里，上锅蒸 30 分钟，至熟即可，每日蒸 1 个，分 2 次服。此方具有润肺止咳的功效。

牛奶白糖饮

鲜牛奶 250 毫升，白糖少许。将鲜牛奶煮开后，加白糖少许调味饮用。本方具有养气润肺的功效。

无花果冰糖水

无花果 10 克，冰糖适量。煲汤饮用，每天 1 次，连服 3~5 天见效。此方具有润肺利咽的功效。

胖大海冰糖茶

胖大海 3~5 个，洗净放入碗内，加冰糖适量调味，冲入沸水，加盖闷半小时左右，代茶饮用。此方具有清热润肺的功效。

冰糖香蕉汁

香蕉 2 根，去皮切段。加入冰糖和水适量，蒸熟食用。此方具有清肺止咳的作用，常用于治疗肺燥咳嗽、便秘、大便出血等。

枇杷粥

枇杷叶 15 克，粳米 50 克。先煎枇杷叶，去渣取汁，加入粳米煮作粥，空腹食用。此粥具有降燥化痰的功效。

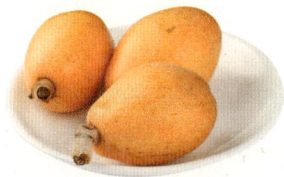

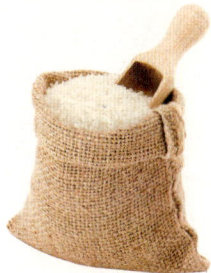

姜茶泡澡退热快

有一天晚上，老李突然打电话给老中医，说他的孙子发热了，小孩今年才 1 岁大。原来昨天下午老李的老婆带孩子出去的时候，孩子可能不小心吹到风了，晚上 10 点多孩子开始发热，39℃ 多了，敷毛巾、用被子捂汗，各种办法他们都试过了，但热还是没退。

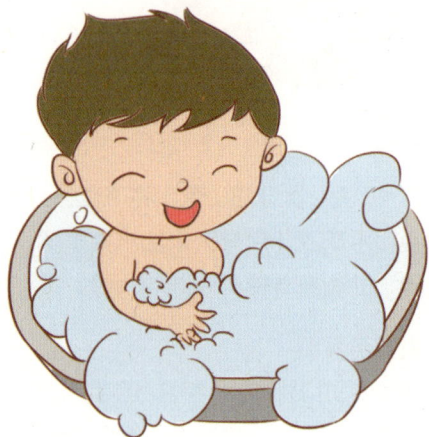

老中医问老李家里有没有安装空调。老李忙说有。老中医让老李将室温保持在 26℃，并确保室内空气流通，同时减少孩子身上不必要的衣服和被子，多给孩子喝一些温开水。老中医又问孩子有没有腹泻。老李回答说没有。老中医接着让老李按着上面的做，同时让老李观察下孩子的睾丸，在健康的情况下，男孩子的睾丸是紧致有力的，一旦发热，睾丸就会下垂。老李观察后告诉老中医，孩子的精神状况不好，一直哭，睾丸有点下垂。老中医听完后，告诉他不用着急，可试试用茶叶姜汤泡澡。

老李听后有些不解，发热不是该吃药么，泡澡有什么用呢。老中医告诉他泡澡这方法很有效，散热很快，一般当晚就能退热，开药你还得去抓药熬药，耽误不少时间，何况现在药店也关门了。老李马上问老中医怎么泡。老中医告诉他先将生姜片放入水中煮沸，水沸后再放入茶叶用小火煮 10 分钟，然后将姜汤和茶叶一起倒进浴桶，水温不宜太高，比手温略高就可以，以免烫伤小孩娇嫩的皮肤。泡的过程中要不断加入热水，以防水温过低。泡完澡后，要及时用大毛巾将小孩包裹住，以免着凉。

喝姜汤是民间普遍使用的祛寒退热、防治感冒的办法。中医学认为，生姜具有发汗解表、祛寒、解毒三大功效；茶有清火去疾的功能。《本草纲目》中说："茶苦而寒，阴中之阴，沉也，降也，最能降火，火为百病，火降则上清矣。"而生姜能"通神明"，也就是有提神醒脑的作用，可用于解表，与茶搭配，效果更显著。

第2天中午老李亲自登门来谢老中医，说早上给孩子泡过澡后，孩子精神好了许多，体温降下来了。老中医还叮嘱老李，一定要注意室温，不能再着凉了，今晚还要接着给孩子泡澡。老李连连说好。

小孩发热后，应该食用流质、营养丰富、清淡、易消化的饮食为主，如奶类、藕粉、少油的菜汤等。等体温下降，食欲有所好转，可改为半流质食物，如肉末菜粥、面条、软饭，配一些易消化的菜肴。另外，要多喝温开水，增加体内组织的水分，这对体温具有稳定作用，可避免体温再度快速升高。38.5℃以下不必服用退热药，3岁以内的婴幼儿应首先采用物理降温方法，以免打针吃药引起药物毒性反应。如果发热情况严重，要尽快送往医院诊治

最灵老偏方：茶叶姜汤泡澡

- 茶叶 20 克，生姜 10 片。先将生姜片放入水中煮沸，水沸后再加入茶叶用小火煮 10 分钟；然后将姜汤和茶叶一起倒进浴桶，水温不宜太高，以免烫伤小孩娇嫩的皮肤，39℃刚好。泡澡时不断加入新鲜的热姜汁，保持水温。一般当天可见效，连续泡 3 天为佳。此方具有退热祛寒的功效。

更多食疗方

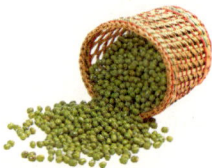 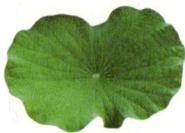 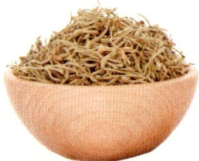 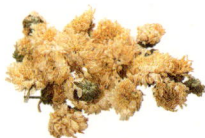

绿豆汤

绿豆 100 克。将绿豆煮烂，加入适量冰糖，取绿豆汤喝。本汤具有清热解毒的功效，有助于排出体内毒素，帮助退热。

冷盐水

小儿发热时，可以适当喝些冷盐水。此方具有退热效果。

喝温开水

小儿如在半夜突发高热，可以给小孩多喝温开水。本方具有散热降温的功效。

生芦根粥

鲜芦根 15 克，粳米 25 克。芦根加水煎至一半取汁，加入粳米煮粥，食粥。此粥适用于发热患者，具有解热的功效。

荷叶粥

白米煮粥，粥熟时放入鲜荷叶，微煮即可食用。此粥具有凉血解热的功效。

头部冷敷

可用头枕冰袋或用冷毛巾湿敷额头，或两者同时使用。此粥具有散热降温的功效。

酒精擦浴法

用体积分数 70% 的酒精加水 1 倍备用。用棉花或干净柔软的毛巾蘸湿酒精后擦拭全身，避开敏感部位。此方具有祛寒散热的功效。

金银花菊花茶

金银花和菊花各 10 克。将金银花、菊花加水煮 15 分钟，取汁当茶饮。此方可以缓解发热。

饮黄芪小麦汤不再盗汗

周扬今年 7 岁，已经上小学了。这天早上，妈妈过来问周扬，晚上是不是尿床了，周扬三番五次地发誓说自己没有尿床，还急得大哭了起来。小孩子通常都不会说谎，爸爸就去房里看了看，床铺是干的，也没有尿臊味，又检查了周扬的衣服，发现衣服上有大片的汗迹，屋里开了空调，照例来说不会出这么多汗。爸爸就问周扬平时出汗多不多，是不是一活动起来就气喘吁吁的。周扬瞪着大眼，不解地说他最近经常梦里醒来，浑身都是汗呢，醒来之后就不出汗了。爸爸听完，就让周扬妈妈带周扬去看老中医。

老中医给周扬把了把脉，发现脉细浮无力，又看了看他的舌头，舌苔薄，舌面干。老中医拍拍周扬的头，说他没有尿床，只是夜里睡觉出汗出得多而已。老中医告诉周扬妈妈，盗汗这个病用中药调理一下就可以了，不是什么大问题。

盗汗是指人们入睡后出汗异常，醒后又止的病症，喻指汗液像盗贼一样偷偷泄出来。

中医还把盗汗细分为自汗、盗汗。自汗即不论白天、黑夜都出汗，多为气虚阳虚所致；盗汗则是

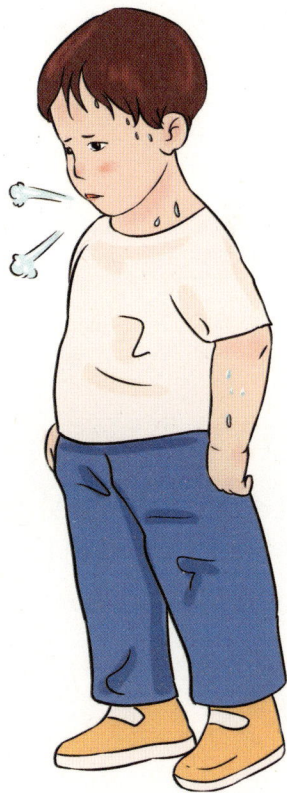

睡则汗出，常常汗湿衣服，而醒后汗止。自汗多是因气虚、毛孔不能关闭而出汗；盗汗不仅气虚，还可能是脾胃虚弱。长期盗汗，体内养分会大量流失，治疗要从养气、补阴、健脾入手。

根据脉象，周扬盗汗是脾肾阴虚的缘故，治疗关键在于养阴助气。周扬妈妈着急地问老中医这病具体要怎么治疗呢。老中医告诉周扬妈妈用黄芪和浮小麦熬汤喝就可以了。黄芪味甘，性微温，归肝、脾、肺、肾经，有益气固表、敛汗固脱、托疮生肌的功效；浮小麦味甘，性凉，归心经，可除虚热、止汗，主治阴虚发热、盗汗、自汗，

《本草纲目》说浮小麦"益气除热，止自汗盗汗、骨蒸虚热"。两者结合，既可益气固表、防止盗汗出现，又能补虚养气、健脾养胃。

周扬妈妈对老中医非常感谢，要不是老中医，她都不知道该怎么去给孩子进行治疗。老中医笑着回答说，孩子爱出汗没什么，一定要及时给他擦干或是更换干爽衣物。

此外，家长应该注重给孩子加强营养，合理膳食，荤素搭配，粗细兼吃，纠正患儿的偏食、厌食习惯，以增强体质。平时要适当带孩子参加游泳、滑冰、打球、跑步等运动，强身健体，才能百病不侵。

最灵老偏方：黄芪小麦汤

- 北黄芪 15 克，浮小麦 12 克。用水煎服，每日 1 剂，分 2 次服用，2 周为 1 个疗程。本汤有补虚养气的功效，适用于小儿气虚盗汗。

更多食疗方

木耳红枣汤

黑木耳、红枣各 15 克，冰糖适量。水煎取汁大半碗，每日 1 剂，分 2~3 次服用。3 天为 1 疗程。此汤具有补血养血功效，适用于小儿血气不足引起的盗汗。

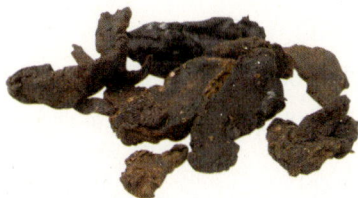

泥鳅汤

泥鳅鱼 150~200 克。用热水洗去鱼身黏液，割腹去内脏，用适量油煎至焦黄色，加水 1 碗半，煮汤至大半碗，加盐调味即可。每天 1 次，连服 3 天，吃鱼喝汤。本汤具有固汗养精的功效。

桂枝龙牡汤

桂枝 3 克，白芍药 9 克，龙骨、牡蛎各 12 克。将上述药与红枣 3 个、生姜 2 片共煎，取汁 100 毫升，于早、中、晚 3 次分服。本方具有解肌止汗的功效。

生脉汤

生地、党参、麦冬、红枣各 9 克，地骨皮 6 克，五味子 5 克，煅牡蛎、煅龙骨各 12 克。水煎服，分 3 次服用。本汤具有固气养阴的功效。

枣仁龙骨汤

生地 12 克，川芎、当归各 5 克，白芍药 10 克，酸枣仁、石斛各 8 克，煅龙骨 10 克，胡黄连 3 克，浮小麦 15 克。用水煎服，每日 1 剂。此汤具有补血养阴、清热止汗、健脾敛汗的功效。

黑枣糯米粥

黑枣 50 克，去核，糯米 100 克。一起煮成粥，加入少许白糖调味。此粥具有补脾益胃、滋阴养血的功效。

黑豆浮小麦汤

黑豆 15 克，浮小麦 50 克。将浮小麦用干净布包好，同黑豆一起加水煮至豆熟，吃豆喝汤。此汤具有益气活血的功效。

生姜葱白萝卜汤快速清除风寒咳嗽痰

前文说过感冒分为风寒和风热两种，咳嗽也是如此。治疗咳嗽应先区分咳嗽的类型，根据病症辨证地加以施治，问题不大时不必去医院，可以使用食疗方法，祛病的同时还不会带来不良反应。

风寒咳嗽是由机体感受风寒、肺气失宣所致，表现为咳嗽声重、鼻塞、喷嚏、咽痒、痰稀、恶寒无汗、头痛发热等。

小静今年 8 岁。她的妈妈带着她看老中医，告诉老中医，小静这孩子最近情况不乐观。原来上周末晚上，小静洗澡时被风吹到了，当晚就开始打喷嚏、流鼻涕，还一直说很冷。小静妈妈当时没有太在意，让小静吃了点感冒药就去睡觉了。过几日好了些，不怕冷了，也不流鼻涕了，只是开始咳嗽，老是说喉咙里有东西，又咳不出来，还老是说很困。小静妈妈给她喝了一点止咳水，可还是没什么效果，眼看着咳嗽加剧了，小静妈妈赶紧带她看老中医。

老中医叫小静张开嘴，看了一下她的喉咙，发现有些发红，肺部听诊时听到呼吸音很粗糙，指纹色泽较红，脉象比较弦滑。老中医问小静妈妈，孩子的痰是什么颜色的，小静妈妈说颜色比较清淡。根据脉象和小静的症状，可以判断小静是外感风寒，是由于风寒侵袭、肺失清肃导致的咳嗽，治

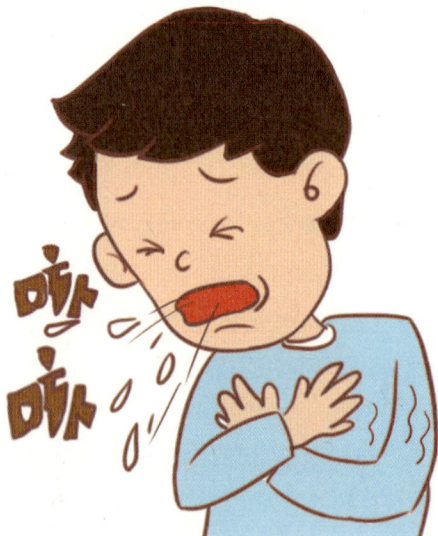

疗应以祛除风寒、宣肺止咳为主。

老中医跟告诉小静妈妈，孩子还小，药还是不要吃太多。于是老中医给小静妈妈开了个食疗方，让她按要求回去煮给小静吃。另外还要忌口，小儿患了风寒感冒时，宜吃温性的食物，忌食生冷、寒凉食物和瓜果，如西瓜、猕猴桃等。也不能吃酸味、涩味的食物，如食醋、酸白菜、泡菜以及山楂、乌梅、酸枣等果品。

老中医给小静妈妈推荐了生姜葱白萝卜汤，连服 7 天，对风寒咳嗽有很好的疗效。生姜性温，有祛寒发汗、温中和胃之功效；葱白，味辛，性温，有发汗解表、通达阳气之功效，主要用于外感风寒，阴寒内盛；萝卜味甘，入肺、胃经，具有消滞化积、下气宽中、宣肺止咳的功效。

临走，老中医还叮嘱小静妈妈说，为了预防孩子生病，平时要引导小孩形成良好的作息习惯，早睡早起；加强体育锻炼，增强抵抗力；尽量少去人员密集的公共场所，避免感染病菌；注意饮食，饮食不宜肥甘滋腻，也不宜食生冷之品，以免阻碍脾胃运化功能，助生痰湿，加重咳嗽；应荤素结合，饮食多样化，不能挑食、厌食等。

最灵老偏方：生姜葱白萝卜汤

- 萝卜 1 根，葱白 6 根，生姜 15 克。用水 3 碗将萝卜煮熟，再放葱白、姜，煮成一碗汤。一天喝 2~3 次，7 天为 1 个疗程。此汤具有祛寒发汗、宣肺止咳的功效。

更多食疗方

萝卜麻黄汤

大白萝卜半根，蜂蜜 15 克，白胡椒 5 粒，麻黄 2 克。将萝卜洗净，切片，放入碗内，倒入蜂蜜及白胡椒、麻黄，加水，蒸半小时趁热顿服，萝卜连皮一起吃。此汤具有宣肺利尿、驱散风寒的功效。

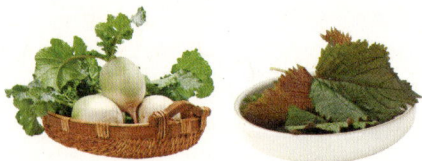

紫苏杏仁汤

紫苏、杏仁、生姜、红糖各 10 克。将紫苏与杏仁捣成泥，生姜切片共煎，取汁去渣，调入红糖再稍煮片刻，令其溶化。每日 1 次，分 2 次服用。此汤具有祛寒养气的功效。

芫荽米汤

芫荽、饴糖各 10 克，大米 30 克。先将大米洗净，加水煮汤。取大米汤 3 汤匙，与芫荽、饴糖搅拌后蒸煮 10 分钟，趁热一次服完。此汤具有祛寒暖胃的功效。

生姜粥

生姜 9 克，粳米 100 克，红枣 2 个，葱白 2 根。将生姜切成细粒，与粳米、红枣、葱白一起熬粥服用即可。此方可以帮助散寒祛风，适用于外感风寒导致的咳嗽痰多。

大蒜水

大蒜 2~3 个，冰糖适量。将大蒜拍碎后放入半碗水中，加入冰糖，加上盖之后放到锅里蒸，大火烧开后改小火蒸 15 分钟。蒸好后服用即可。此方可以帮助治疗寒性咳嗽。

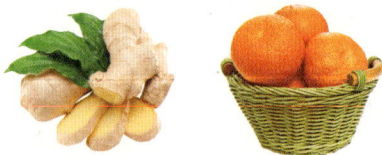

烧橘子

橘子 1 个。将橘子直接放在小火上烤，并不断翻动，烤到橘皮发黑，并从橘子里冒出热气即可。待橘子稍凉一会儿，剥去橘皮，让孩子吃温热的橘瓣。此方具有润喉止咳的功效。

石膏玄参汤轻松治疗急性扁桃体炎

俗话说"一夫当关，万夫莫开"，在人体中也有不少这种起着这种关键性作用的器官，例如扁桃体。它是呼吸道的门户，具有一定的免疫功能，把守着我们的呼吸道。现代医学认为，扁桃体是机体防御的器官，可产生淋巴细胞和抗体，具有抗细菌、抗病毒的免疫防御功能。孩子由于免疫系统发育不完善，容易受到各种病原微生物攻击而感染，因此，小儿很容易患扁桃体炎。一般来说，该病2岁以后会患发炎症，4~6岁为多发。该病主要由细菌或病毒感染引起，及时治疗可以避免病情加深，防止并发症出现。

陈琳是门诊部前阵子接触的一个扁桃体炎患者。小女孩今年7岁，陈太太告诉老中医，小琳只要一上火，扁桃体就肯定会发炎，而且每次都伴随着其他症状，去医院看了也不管事，到下一次还是照样病发。前几天小琳吃了点热气的东西，现在又发炎了。

老中医叫小琳张口给他看看，看到小琳的扁桃体有些红肿，但不是很严重。陈太太接着抱怨说，每次扁桃体发炎，小琳都说痛，咽部好像有东西，喉咙干痒，喝了很多水还是觉得口渴。搞得她饭吃不下，觉也睡不好，家里人也跟着干着急。但老是这样反反复复地发炎也不是办法，并问老中医是不是应该把扁桃体切掉。

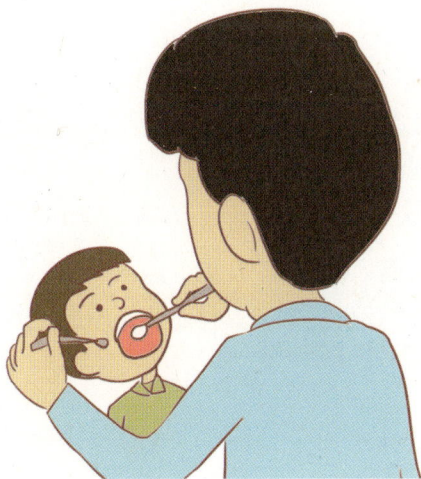

老中医说，人体的每个器官都有它的作用。扁桃体是我们呼吸道的守卫者，具有抗细菌、病毒的防御作用，不能轻易切掉。中医认为，扁桃体发炎多是由于风热相搏，结于咽喉，气血瘀滞而成。

根据小琳的情况来看，她就属于这种类型，治疗需要清热解毒、凉血消肿，可以从辅助食疗入手。随后，老中医给陈太太推荐了一个消炎止痛的偏方，叫作石膏玄参汤，用生石膏、玄参、板蓝根一起用水煎服，连续3天，即可见效。

板蓝根性寒，有清热解毒、凉血消肿、利咽的功效，常用于治疗扁桃体发炎；石膏具有解肌清热、除烦止渴、清热解毒、泻火的功效，适合口渴咽干、肺热喘急等症；玄参具有清热凉血、养阴生津、泻火解毒的功效。

3天后，陈太太带着小琳复诊。陈太太告诉老中医，连续喝了3天石膏玄参汤之后，小琳的扁桃体就没那么肿了，说舒服多了，现在嗓子基本不疼了。老中医跟陈太太说，如果孩子扁桃体有轻度炎症时，可服用一些口含片，如草珊瑚含片、西瓜霜等都是不错的选择。另外，父母还可用淡盐水为小孩漱口，简单又方便，可于饭后及睡前漱口。食盐有消炎杀菌的功效，对防治扁桃体发炎有一定的作用。切记不可吃油炸、辛辣、刺激的食物，这些食物属于热性，孩子吃了易"上火"，从而引发扁桃体炎。

最灵老偏方：石膏玄参汤

● 生石膏25克（先煎），玄参10克，板蓝根10克。用水煎服，每日1剂，分3次服用，3天为1个疗程。本汤具有清热、凉血、活血的功效。

更多食疗方

荆芥金银花汤

荆芥 6 克，防风 8 克，金银花 10 克，连翘 10 克，黄芩 8 克，赤芍药 10 克，玄参 10 克，浙贝母 10 克，天花粉 8 克，桑白皮 8 克，桔梗 10 克，牛蒡子 8 克，甘草 5 克，水煎服，每日 1 剂，分 3 次服用。本汤具有消肿化脓的功效，适用于风热型咽喉肿痛、化脓性扁桃体炎。

石榴子

石榴 1 个。挖出石榴子，煎水服用。本方具有抗菌杀毒的功效。

山豆根甘草茶

山豆根和甘草各 12 克。将上药共研粗末，放入茶杯，冲入沸水，加盖闷泡 20 分钟，代茶饮用。此方具有清热解毒、消肿止痛的功效。

胖大海茶

胖大海 4~6 个，冰糖适量。将胖大海洗净，放入碗内，加入冰糖调味冲入沸水。每日 1 剂，分 2 次饮用，一般 2~3 日即显效。此方具有清肺热、利咽喉、解毒的功效。

菊花荆芥汤

菊花 12 克，荆芥、牛蒡子、桑叶各 10 克，僵蚕、山豆根、马勃各 6 克，薄荷、橘梗各 5 克，甘草 3 克。水煎服，每日 1 剂，分 3 次服用。此汤具有祛风解毒的功效，适用于小儿外感风邪所致扁桃体发炎。

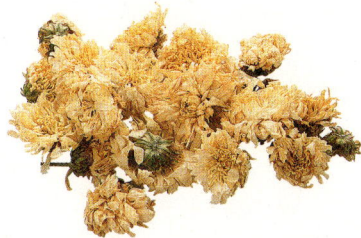

菜根茶

白菜根 1 个，白萝卜 3 片，侧柏叶（带枝如手掌大）1 块。将上药放入砂锅，加水 750 毫升，煎沸 20 分钟，取汁代茶饮用，每日 1 剂，分 2 次饮服，连饮 3~10 日痊愈。此方具有清热利水、解表止渴的功效。

第三章
消化系统疾病小偏方

"儿吃一口，娘喜心头。"小孩每多吃一口饭都会让做父母的欣慰不已，仿佛多吃一口能多长半斤肉，孩子吃不下时还强迫孩子再多吃一点。关爱孩子无可厚非，但这种"填充式"的喂养方式却不提倡，因为很容易适得其反，导致小孩消化不良，出现腹胀、腹痛、疳积、呕吐等症，甚至会让孩子产生厌食的心理。

　　本章介绍了一些生活较为常见的消化类疾病，分析它们出现的原因，并推荐一些对症的相应偏方，让读者对这些疾病有一定的认识，并能在生活中预防和治疗它们。

白术甘草茶止住流不停的口水

有一次老中医去朋友家做客，听朋友许女士说，她孩子也不知道是什么原因，一直老爱流口水。老中医说，3岁以前的孩子流口水很正常，3岁以后还流口水就要注意了。朋友赶紧请老中医看看。

一般来说，6个月至3岁的婴幼儿随着饮食转变，会刺激唾液分泌，出现流口水的情况。伴有烦躁不安、拒食、哭闹等现象的流口水可能与其他疾病有关。中医认为，流口水是由两种原因引起的。一是脾胃积热，廉泉穴是津液的门户，如果小儿脾胃素蕴湿热，致使廉泉不能制约，口水就会流出不止。这时候，宝宝的症状可能是嘴角流口水，口水黏稠，表现症状为嘴角赤烂、小便赤短、大便干燥、脸和舌头发红、舌苔黄厚、指纹发紫等，治疗方法是清热燥湿泻脾。还有另一种原因是脾胃虚寒，多由于先天秉赋不足和后天调养失衡导致。脾胃虚寒的宝宝流出的口水是稀的，伴随着小便清长、脸色发白、舌苔薄白、指纹淡红等症状，治疗需要从益气暖脾入手。

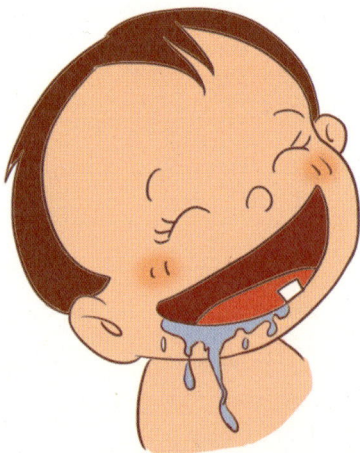

老中医见孩子嘴边果然挂着少量口水，许女士给他擦干后没多久又开始流了出来。许女士忧心忡忡地问老中医有没有办法治疗。

老中医先是问起孩子的排便情况，再问她有没有其他症状，然后给孩子把脉。许女士说并没有其他症状，孩子的小便很长，颜色很清，大便比较湿。孩子的脉象比较缓弱，舌苔薄白，流出来的口水很清稀。

从这些症状，老中医可以看判断出这孩子属于脾胃虚寒型，是先天秉赋不足和后天调养失衡引起的。老中医给许女士推荐白术甘草茶，把白术、甘草、绿茶一起煮茶就行了。白术性温，味苦、甘，归脾、胃经，有补气健脾、燥湿利水的功效，适合脾胃气虚、不思饮食、倦怠无力的小儿流涎者服用。甘草性平，味甘，归脾、胃、肺经，有益气补中、泻火解毒、调和药性等功效，主治倦怠食少、肌瘦面黄、腹痛便溏等症。绿茶则可以改善脾胃消化不良。

两周后，许女士带着孩子登门拜谢老中医，说孩子流口水次数大大减少了。临走，老中医提醒许女士，小儿流口水还有几点需要注意的：要随时为他擦去口水，擦时不可用力，轻轻将口水拭干即可，以免损伤嘴角皮肤。常用温水洗净口水流到处，以保护下巴和颈部的皮肤干爽。给宝宝擦口水的手帕，要求质地柔软，以棉布为宜，并要经常洗烫。如果宝宝口水流得特别严重，就要去医院检查。

最灵老偏方：白术甘草茶

- 绿茶 2 克，白术 12 克，甘草 3 克，后两味药加水 600 毫升，煮沸 10 分钟，加入绿茶，分 3 次温服，复泡再饮，每日 1 剂，2 周为 1 个疗程。适宜脾胃气虚、不思饮食、倦怠无力、慢性腹泻、消化吸收功能低下的小儿流涎者食用。本方具有益气暖脾的功效。

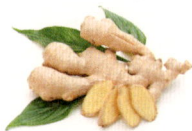 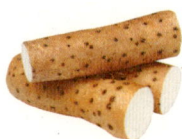 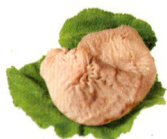 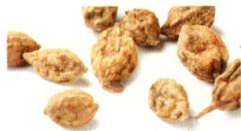

桑根皮饮

鲜桑根皮 100 克。洗净，捣烂，装入纱布袋中绞取汁液饮用，每日 1 次。此方具有清热定惊、祛风通络的功效。

姜汤神曲茶

生姜 2 片，神曲半块，食糖适量。将生姜、神曲、食糖同放罐内，加水煮沸即成。每天饮用 2~3 次。此方具有健脾温中、止涎的作用。

益智仁扁豆粥

山药 30 克，扁豆 15 克，大米 100 克，益智仁 10 克。大米、益智仁均泡发洗净；扁豆洗净，切段；山药去皮，洗净切块。锅置火上，注水后放入大米、山药、益智仁，用旺火煮至米粒开花，再放入扁豆，改用小火煮至粥成，放入冰糖即可。此粥具有温脾收涎的功效，适用于脾胃虚寒型泄泻、吐涎唾等病症。

陈皮猪肚粥

陈皮 10 克，猪肚、大米各 60 克，黄芪 15 克。猪肚洗净，切成长条；大米淘净，浸泡半小时；黄芪、陈皮洗净切碎。锅中注水烧开，下入大米、猪肚、陈皮、黄芪，转中火熬煮。待米粒开花，小火熬煮至粥浓稠时，加盐调味即可。此方具有补虚健胃的功效，适用于脾虚引起的小儿流涎症。

摄涎饼

炒白术 20 克，益智仁 20 克，生姜 50 克，白糖 50 克，白面粉适量。先把炒白术和益智仁一同放入碾槽内，研成细末；把生姜洗净后捣烂绞汁；再把药末同白面粉、白糖和匀，加入姜汁和清水和匀，做成小饼 15~20 块，入锅内，如常法烙熟，早晚服用 2 次，每次 1 块，嚼食，连用 7~10 天。此饼具有健脾摄涎的功效，适用于小儿嘴角流涎。

甘草绿豆汤一步解决食物中毒

生活中，学会一些急救知识很重要，这往往可以让你在最短的时间内脱离危险。例如食物中毒时，要尽快排出体内毒素，把伤害降到最低。

有一天晚上，门铃突然急促响起。老中医一开门，才发现门外站着邻居老冯。原来今天下午老冯在小贩那买了条多宝鱼，烧了吃之后全家都上吐下泻的，老冯估计那鱼有点不新鲜。大人还好，都吐出来了，他的小孙子消化比较慢，大家都没事时他才开始发作，现在他一个劲地说肚子很痛。他爸妈想打120的，他赶忙先过来问老中医，因为他想如果情况不是特别严重，应该不至于上医院。听完之后，老中医赶紧跑到隔壁老冯家。

到了老冯家后，老中医看到他的孙子小伦捂着肚子坐在沙发上，他的父母在一边不停地端茶递水。老中医给小伦把脉之后，见小伦没

有出现抽搐、痉挛、失水等症状，就给小伦开了个方子，是甘草绿豆汤，用甘草和绿豆一起煮汤，每日1次，一般当天就可缓解。老中医又回去取了这两样材料，拿给小伦的妈妈，让她赶紧去厨房做。随后，老中医教小伦用手指去刺激喉咙催吐，小伦照做了，不一会儿，小伦跑到厕所哇哇地吐了起来。老冯见小伦吐了，悬着的心放了下来，又问老中医绿豆和甘草汤有什么效果。老中医跟他解释说，甘草和绿豆都

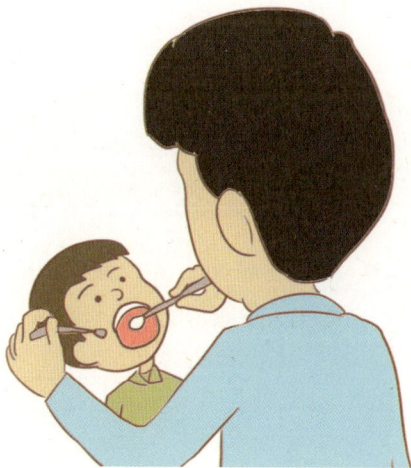

是解毒的好帮手。甘草性平，味甘，归十二经，有解毒、止痛等药理作用。中医认为，甘草可以补脾益气、解毒、调和机体；绿豆味甘，性寒，有清热解毒的作用，可用于清除体内的食物毒素。

老中医跟老冯说，发现孩子有食物中毒的现象时，如未发生呕吐，可用手指或筷子或牙刷柄等包上软布，压迫孩子的舌根，或轻搅他的咽喉部，促使其发生呕吐，尽快把有害物吐出。也可给他喝些盐水，再用上法促进呕吐。病情严重时还会出现痉挛、抽搐、脱水、休克症状，应立即送往医院治疗。孩子中毒的症状消失后要补充一定营养，补充

宝宝流失的基本营养素。有些宝宝在食物中毒期间，食欲会明显减退，这个时候也不用过于担心，只要确保宝宝摄入足够的水分就可以了，其他营养成分可慢慢补充。

两天后，老冯告诉老中医，这两天孩子一直在服用这方子，去厕所的次数正常了，以后不敢乱买东西了。老中医叮嘱老冯说，防止食物中毒要注意几点：蔬菜水果最好先用水浸泡，再仔细清洗；选购包装好的食品时，要注意包装上的有效日期、生产日期及保存环境；烹饪用的器皿、刀具、抹布等要保持清洁；加工储存食物也要做到生熟分开；定期清洁冰箱，冷冻食品不能过久。

最灵老偏方：甘草绿豆汤

- 取生甘草 100 克，绿豆 100 克。水煎，每日 1 剂，分 3 次服，一般可当天见效。此汤具有解毒益气、调和脏腑的功效。

更多食疗方

空心菜

空心菜适量。将其洗净，捣烂取汁。大量灌服。此方有解毒行水的功效。

瓜蒂

甜瓜蒂 5 克。研成细末，用 500 毫升开水冲服，每隔 15 分钟用鸡毛扫喉咙催吐 1 次。此方具有催吐作用，有助于排出误食有毒物。

白萝卜

生白萝卜 500 克。捣汁，每次服 100 毫升，每日 2 次。此方具有解毒生津的功效。

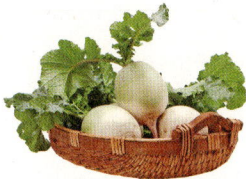

苏叶

紫苏叶 50 克。煎浓汁当茶饮或加姜汁 5 滴调服。此方具有抑菌解毒的功效，适用于鱼、鳖等水产品中毒。

解毒茶

茶叶适量。把茶叶放入锅中，加入清水，浓煎，每天服用 3 次，一次服用 10 毫升。此方有助于体内毒素的排出。

红薯叶

鲜红薯叶捣烂，冲入开水，大量灌饮，催吐。此方具有利尿排毒的功效，适用于解河豚毒。

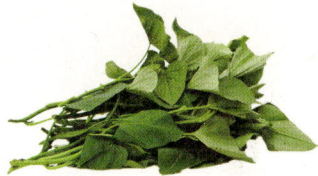

生姜丁香

生姜 30 克，丁香 2 克。将丁香研为细末。生姜煎汁，去渣取汁。与丁香末一起服用。此方具有解毒效果，适用于海鲜中毒。

大蒜马齿苋

大蒜头 1 只，马齿苋 250 克。将两种材料捣烂，用开水冲服。此方常用于腐肉中毒，适用症状为腹痛腹泻、脱水休克等，具有解毒止痛的效果。

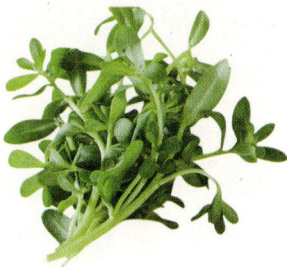

山药莲子糊可治小儿腹泻

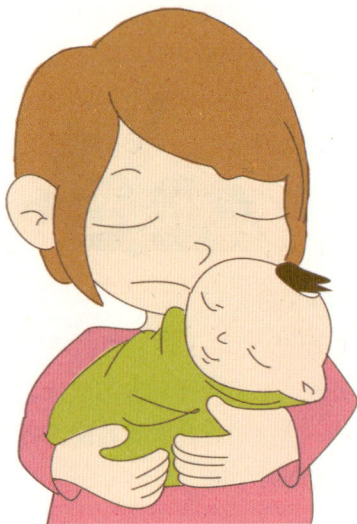

小儿的肠胃疾病种类繁多，令众多孩子父母烦恼不已。小儿腹泻就是一种很麻烦的小病。小儿腹泻也称为"泄泻"，是以大便次数增多、便质稀薄、水分增加或含有未消化的食物、脓血、黏液等为特征的小儿常见病，可能伴有发热、呕吐、腹痛等症状。该病一年四季均有可能发生，夏秋季节发病率较高，不同季节的腹泻，其症状表现也有所不同。由于婴幼儿胃肠功能发育不完善，消化能力较差，一不小心吃错东西就容易引起腹泻。

陈女士的宝宝小研今年刚满 1 周岁，一天突然腹泻不止，每天要拉三四次，看着孩子病快快的样子，做妈妈的真是心疼。陈女士的妈妈就推荐陈女士去看老中医。来到医院后，老中医看到宝宝面色萎黄，精神疲倦，显得很虚弱。陈女士很紧张地问老中医宝宝这病是不是很严重。老中医叫她先别急，随即给小研看了起来，并问小研的具体症状。

对于腹泻，中医主要根据粪便的形状和伴随的临床表现，分辨寒热与虚实。具体分为伤食泻、风寒泻、湿热泻、脾虚泻。伤食泻要消积开胃，风寒泻要疏风散寒，湿热泻要清热利湿，脾虚泻要健脾益气。

根据宝宝的状况来看，她的脉象缓弱无力且舌淡苔白，再结合小研妈妈说的大便稀溏、色淡不臭、反复发作等症状，老中医判断为脾虚泻，因为先天禀赋不足，加上后天增加辅食时调养失衡引起的。治疗要从健脾益气入手，老中医给她推荐了山药莲子糊，食材用到山药、莲子、茯苓、红糖。经常服用，不但有效治疗小儿腹泻，还可增强体质。山药性平，味甘，归肺、脾、肾经。《本草纲目》概括山药的五大功用为"益肾气，健脾胃，止泄痢，化痰涎，润皮毛"；莲子有清心醒脾、补脾止泻的功效；茯苓有利水渗湿、益脾和胃、宁心安神的作用。

很多家长在宝宝腹泻时限制宝宝的饮食，或者禁食，想让肠管彻底清洁，认为禁食会让腹泻减轻。实际情况不是这样的，禁食有害无益，腹泻已经让宝宝丢失了大量的水分，再禁食更加不利于健康。因此宝宝腹泻时，一定要多补充水分，可以食用流质食物，像营养丰富的粥类、面条、肉汤之类。要给予宝宝足量的营养，不能让孩子吃刺激、肥腻、生冷的食物，比如白萝卜、竹笋、洋葱、肥肉、猪油等。

最灵老偏方：山药莲子糊

- 山药 100 克，莲子 100 克，茯苓 50 克，红糖 100 克。将山药、莲子、茯苓共磨成细粉，加水煮成糊状，用红糖调服，每日服 3 次，可经常服用。本方具有健脾暖胃、温中止泻的功效。

更多食疗方

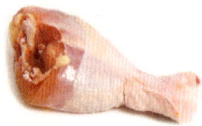 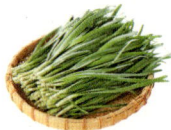 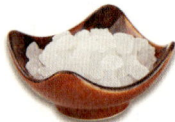 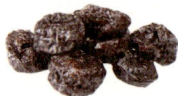

干姜粥

干姜 5 克，粳米 60 克。先将干姜煮汁，再加入粳米一起煮粥。此粥具有温中和胃、祛寒的功效。

粳米粥

粳米 50 克，葡萄干 10 克。用适量清水先煮粳米至熟，放入葡萄干，一起炖至稀烂。本粥具有补脾养胃的功效。

荔核大米粥

干荔核 15 个，山药 15 克，莲子 15 克，粳米 50 克。先把干荔核、山药、莲子用文火煎，然后去渣取汁，与粳米一起煮成粥。此粥具有补肾健脾、温阳散寒、止泻的功效。

乌梅粥

乌梅 15 克，粳米 100 克，冰糖适量。先放乌梅入锅，加水适量，煎煮至汁浓时，去渣取汁，加入淘净的粳米煮粥，至米烂熟时，加入冰糖稍煮即可。此粥具有补脾止泻的功效。

韭菜奶

韭菜 250 克，生姜 25 克，牛奶 250 毫升。将韭菜、生姜切碎，捣烂，绞汁，放锅内兑入牛奶煮沸。每日 1 剂，趁热服用。此方具有补脾止泻的作用。

四神沙参猪肚汤

猪肚半具，茯苓 50 克，沙参 15 克，莲子、芡实各 100 克，新鲜山药 200 克。猪肚洗净，汆烫，切成大块；芡实淘洗干净，用清水浸泡，沥干；山药削皮，洗净切块；莲子、茯苓冲净；沙参洗净，切片。将除莲子和山药外的材料放入锅中，煮沸后，再转小火炖 30 分钟，加入莲子和山药。用小火续炖 2 小时，煮熟烂后，加盐调味即可。本品具有健脾渗湿、涩肠止泻的功效。

扁豆薏苡仁炖鸡脚

鸡脚 100 克，扁豆 10 克，薏苡仁 10 克，生姜 1 片。将鸡脚洗净飞水，再和以上材料一起放入炖盅，隔水炖 2 小时。此方具有补脾益气的功效。

巧手拍拍解决打嗝不止

日常生活中想必每个人都有不少打嗝的经历，虽然轻度"打嗝"不算病，但时间长了停不下来，会让人很难受。大人打嗝还好，懂得一些办法处理，小儿打嗝就比较麻烦了。

有一天老中医接到夏小姐的咨询电话，夏小姐反映，家里5个月大的宝宝常常打嗝，每次喂完奶总要打嗝十几分钟，有时候宝宝还一边打嗝一边哭，她心疼得要死，问老中医有没有什么办法治疗。

老中医告诉她，打嗝多和饮食有关，饮食过快、过饱，摄入过冷、过热的食物等都可能引起。小孩打嗝除了上述的原因，还可能是因为宝宝哭闹时吞入了大量的空气，或者肚子受寒引起的。一些情况严重的可能与胃食管逆流、药物不良反应及疾病有关。中医认为，打嗝主要是因为饮食不节，正气亏虚，从而导致胃气上逆，引起膈肌痉挛和胃痉挛，从而产生呃逆。因此，要缓解打嗝的症状，可以用拍背法，通过疏通胃气，让上逆的胃气往下走。

夏小姐连忙问老中医怎么拍。老

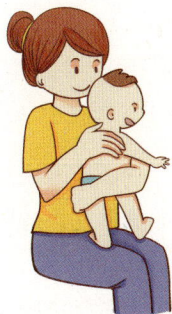

①竖着抱起宝宝，轻轻拍打后背5分钟，或用手掌按摩宝宝后背。

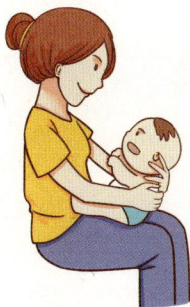

②使宝宝上身保持倾斜，让胃中空气排出。

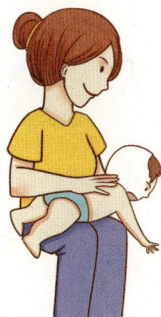

③也可以把宝宝横放在膝上，从下到上，从内到外轻轻拍打。

中医告诉她，每次喂完奶后竖着抱起宝宝，轻轻拍打后背5分钟，或者可试试用手掌按摩宝宝的后背。如果宝宝还是会打嗝，就把他竖抱起来，使其上身直立，或在宝宝后背垫些枕头，使上身保持倾斜，这有利于胃中空气的排出。拍打时，五根手指头并拢靠紧，手心弯曲成接水状，确保拍打时不漏气，同时注意拍打的力度，一般以引起宝宝背部震动但不让宝宝感到疼痛为宜。每次拍嗝，可以伴随着宝宝喝奶过程分2~3次来拍，不必等宝宝全部喝完，这样对宝宝的消化很有帮助。拍嗝关键是经常变换位置，拍打的方式因人而异，可以进行多方面的尝试，拍背、抚触、按摩等都可以。

第二天夏小姐打电话给老中医，说按他说的做了以后，这次孩子吃完奶没打嗝。老中医叮嘱她说，预防打嗝，有几个方面需要注意的：如果是"胃食管逆流"造成的打嗝及溢奶，可在喂奶后让宝宝直立靠在大人的肩上排气，且半小时内勿让其平躺；4个月大后可添加米粉或麦粉以增加奶的黏稠度，可以防止打嗝；如果宝宝打嗝是因为对牛奶蛋白过敏，可依医师指示使用特殊配方。平时喂食宝宝要在安静的状态和环境下，千万不可在宝宝过度饥饿或哭得很凶的时候喂奶。喂奶姿势要正确，进食时也要避免太急、太快、过冷、过烫。在宝宝打嗝时可用玩具或轻柔的音乐，来转移、吸引宝宝的注意力，以减少打嗝的频率。

最灵老偏方：拍嗝法

- 竖着抱起宝宝，轻轻拍打后背5分钟，或者可试试用手掌按摩宝宝的后背。如果宝宝还是打嗝，就把他竖抱起来，让其上身直立，或在宝宝后背垫些枕头，使上身保持倾斜。此方有利于胃中空气的排出。

更多食疗方

柿子蒂汤

柿子蒂 10 个，水 1 杯。把水倒入锅内，然后熬至汤水剩下半杯为止。让婴儿服用，有治咳逆哕气的功效。

弯腰法

取一杯温开水，喝几口，然后弯腰 90 度，作鞠躬状，连续弯几次腰即可止住。此方具有止嗝功效。

红糖

红糖 50 克。在要打嗝时将红糖分 2 次送入口中，嚼碎咽下，停一段时间再吃一次即可。此方具有理血活血的功效。

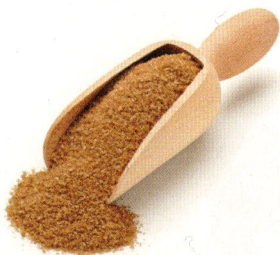

大口喝水法

出现打嗝时，找一杯白开水，最好是温开水，然后大口大口地一气喝下去，不要有停顿。一般来说，采用这种方法只要把水一气喝下去打嗝就会停止。此方具有快速止嗝的特点。

鸡毛

如遇突发打嗝不止（不分寒热引起），急寻一根鸡之细毛，以此毛探患者鼻内取嚏，呃即止。此方具有止嗝作用。

橘茹饮

橘皮 30 克，竹茹 30 克，柿饼 30 克，生姜 3 克，白糖适量。以上诸品加水煎熬 2 次，加入白糖即成。本方有理气和胃、降逆止嗝的功效。

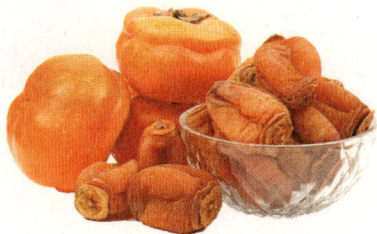

小儿疳积不吃饭，鸡肝茯苓来消食

吃东西不消化是个大问题，在医学上称为"疳积"，表现为面黄肌瘦、毛发焦枯、肚大筋露、便溏酸臭等，多发于5岁以下的幼儿。疳积多因饮食不节，喂养不当损伤到脾胃，使得运化失职，导致营养摄入不足，气血不能濡养脏腑而引发其他症状；或因为慢性腹泻、慢性痢疾、肠道寄生虫等病经久不愈损伤脾胃而引起。

孙先生的小嘉面色无华，头发有些枯萎发黄，肚子臃肿。孙先生和妻子长期在外工作，孩子跟着爷爷奶奶生活。老人过于疼爱，对小嘉千依百顺，想吃什么都给他买。后来小嘉上了幼儿园，老师反映说小孩不爱吃饭，天天如此。

孙先生见问题严重，就带小嘉去医院检查。医生说孩子消化不良了，给他开了一些促消化的药，吃过之后发现效果不大，小嘉爷爷建议看老中医。

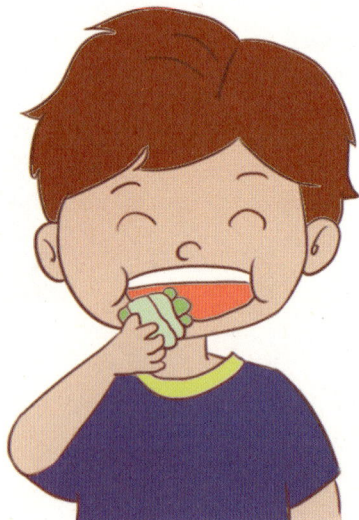

老中医跟孙先生说，要想治好这病，首先家长不能过分宠溺，先让孩子把零食戒了。孙先生倒是很果断，马上把孩子手里的零食扔到了垃圾桶里。小孩哇一声就哭了，哭了一阵子，见没人理他，也就不哭了。老中医一边给孩子把脉一边问孙先生孩子的饮食和排便情况。孙先生说孩子吃饭时吃不了两口就说饱了，大便酸臭、稀疏。

古人认为："积为疳之母，无积不成疳""疳之成多起于积，治疳必先去积"。本病的治疗以调理脾胃和消积理脾为主，小嘉就属于这种情况，由于长期食用零食导致脾胃功能受损，治疗应该戒除零食，并着重调理脾胃。老中医给小嘉开了个方子，鸡肝炖茯苓，每天吃1次，2周后就有很好的效果。

茯苓味甘、淡，性平，具有渗湿利水、健脾和胃、宁心安神等功效，主治小便不利、水肿胀满、呕吐、脾虚食少、泄泻等。鸡肝的补血养肝效果显著，常用于治疗小儿疳积。《本草汇言》："鸡肝，补肾安胎，消疳明目之药也。"

现代人"填充式"喂养盛行，小孩明明吃不下了，家长们还强迫他们吃，这样加重了脾胃负荷，伤及脾胃之气，滞积中焦，使食欲下降消化不良而导致疳积。俗话说食贵有节，吃什么都要有节制。

临走，老中医叮嘱孙先生，父母要教育孩子不要乱吃零食，多给孩子吃些有助于小孩消化的食物，多吃蔬菜水果，饮食要定质、定量、定时，形成良好的饮食习惯；多进行体育锻炼，有助于促进消化，增进食欲。孙先生点头应承，说以后一定用心调养小嘉的脾胃，让他健康成长。

最灵老偏方：鸡肝炖茯苓

- 鸡肝30克，茯苓10克。将鸡肝和茯苓加水煮至鸡肝熟即可。每天1剂，连用2周。此方具有健脾开胃、消除腹胀的功效。

更多食疗方

砂仁神曲粥

砂仁 2 克，槟榔 2 克，厚朴、枳实、神曲、青皮、陈皮各 3 克，莪术、乌药各 2 克，粳米 100 克。先将药煎两道汁备用，粳米洗净与药汁一同放入锅中煮粥即可。此粥具有行气健胃的功效。

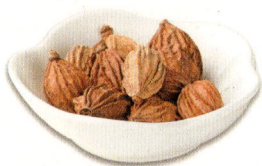

神曲扁豆汤

胡黄连、广木香、焦甘草各 2 克，神曲、焦白术各 9 克，青皮、陈皮各 4 克，炒扁豆 9 克，佛手 3 克。用水煎，加入白糖冲服，每日 1 剂，分 2 次服用。本汤具有消食和胃的功效，适用于脾胃虚弱所致小儿疳积。

人参山楂猪肚汤

猪肚 200 克，人参片 8 克，青菜叶 50 克，山楂 10 克。将猪肚洗净，氽烫，切片；人参片、山楂洗净；青菜叶洗净；汤锅上火，倒入清汤，调入盐、姜末，下入猪肚、人参片、山楂煮至熟，撒入青菜叶即可。此汤可以益气健脾、消积食。

山楂炒猪肉

山楂 30 克，猪肉 100 克。山楂洗净去核，与猪肉一起炒菜食用。此方具有开胃健食的功效，适用于伤食所致小儿疳积。

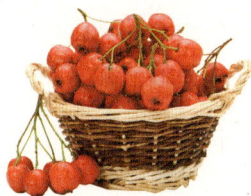

内金茯苓丸

茯苓、海螵蛸、鸡内金各 100 克，三棱、莪术各 80 克，红花、槟榔各 50 克，雷丸、鹤虱、使君子仁各 10 克。共研为细末，炼蜜为丸，每丸 5 克重，每天服 3 次，每次 1 丸。本方具有健脾和胃、利尿的功效。

梨粥

新鲜梨 3 个，粳米 100 克。将梨洗净，连皮切碎，去核，加水适量，用文火煎煮 30 分钟，捞出梨块，加入淘洗干净的粳米，按常规煮成粥食用。此粥具有生津养胃的功效，主治小儿胃津不足引起的疳积。

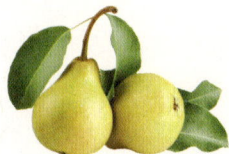

●按摩特效穴：足三里穴、胃俞穴

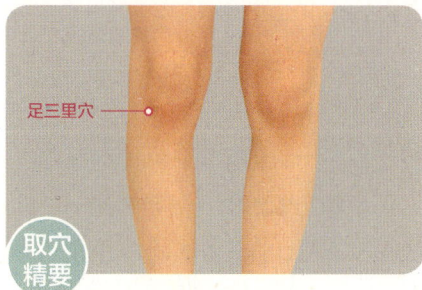

足三里穴： 调理脾胃，补中益气，通经活络，疏风化湿，扶正祛邪。穴位位于小腿前外侧，犊鼻下 3 寸，距胫骨前缘 1 横指（中指）。

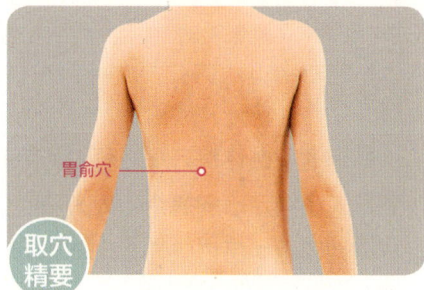

胃俞穴： 和胃健脾，理中降逆。穴位位于背部，第十二胸椎棘突下，旁开 1.5 寸。

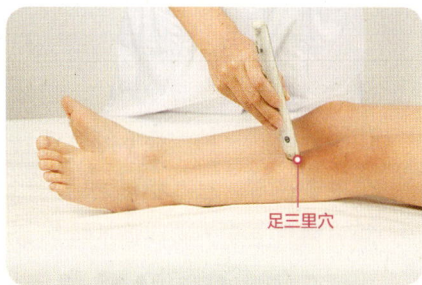

步骤 1： 将艾条一端点燃，采用类似麻雀啄食般的一起一落、忽近忽远的手法灸治穴位 10~15 分钟，以局部出现红晕为度。

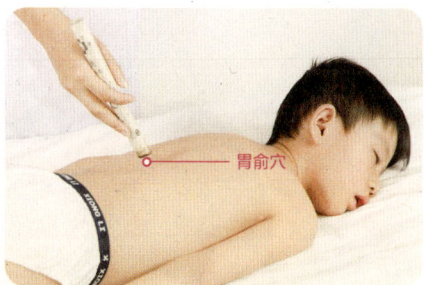

步骤 2： 正坐或俯伏位，由旁人将艾条拿在手，燃头对准穴位所在位置，距离皮肤 2~3 厘米，每次灸治 5~8 分钟，或以感受温热为度。自行灸治时，可以选用艾灸盒辅助灸治。

操作要领
①注意观察皮肤对艾条温度的反应，适时调整。
②自己艾灸时注意自我感受，以舒适为主。

牛奶加姜汁巧治呕吐

周末老中医休班，正好有时间陪着小孙子去了一趟少年宫，回来时在路上见到熟人小向。小向是个初为人母的少妇，正拿着奶瓶给女儿阿苑喂奶。小向很热情地跟老中医打招呼，可阿苑无缘无故咳了起来，还把奶都吐了出来。小向赶紧放下奶瓶，一边哄一边给孩子拍背。可效果不大，小苑一直呕吐不止，不仅把刚喝的奶吐了出来，还吐出一些不明物质。小向有点无助地看着老中医，让老中医帮忙看看。

老中医把孩子接了过来，让孩子坐直，然后顺着她的背脊轻拍，帮她顺气。小苑呕吐缓解之后老中医问小向，孩子以前有没有出现过这种情况。小向说吐奶是出现过，不过像这次这样严重的呕吐还是第一次。

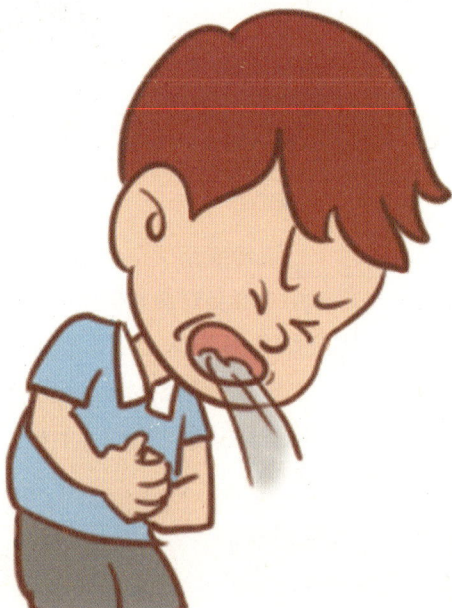

中医认为，呕吐是指胃失和降，气逆于上，迫使胃中之物从口中吐出的一种病症。呕吐的病位主要在胃，基本病机为胃失和降，胃气上逆，该病理的性质分为虚实两类，实证因外邪、食滞、痰饮、肝气等邪气犯胃，以致胃气闭塞，升降失调，气逆作呕；虚证为脾胃气阴亏虚，运化失常，不能和降。而现代医学认为，呕吐的原因有消化道梗阻、感染、疾病、代谢紊乱、刺激、晕车晕船等。呕吐严重时，患儿会出现口渴尿少、精神萎靡不振、口唇发红，甚至出现脱水的症状。

中医学上，呕吐根据病因分为风热和风寒呕吐、暑湿呕吐、伤食呕吐、胃热呕吐、胃寒呕吐、惊恐呕吐等。根据小苑的脉象来看，脉象比较浮，而舌苔发白，手脚有点发冷，是受到风寒的表现。夏天时，由于室内外温差过大，小孩很容易被暑气侵袭或感染风寒，从而出现不适而呕吐。小苑的治疗应该从驱寒暖胃、补气固虚入手。老中医推荐给她一个简单的方子，在孩子平时喝的牛奶里面滴入 3~5 滴姜汁，小向就问老中医这个偏方有什么功效。牛奶味甘，性平、微寒，归心、肺、胃经，具有补虚损、益肺胃、生津润肠之功效，常用于治疗久病体虚、气血不足、反胃等。生姜味辛，性微温，具有发汗解表、温中止呕、温肺止咳等功效，可以有效地治疗腹胀、腹痛、腹泻、呕吐等。

另外，老中医对小向说，预防小儿呕吐还有几个要注意的地方：新生儿哺乳不宜过急，哺乳后竖抱小儿身体，轻拍背部至有嗝打出；平时要注意饮食，宜定时定量，避免暴饮暴食，不要过食煎炸、肥腻食品及冷饮；注意食物的保鲜，不吃腐败的食物；呕吐时应采取侧卧位或坐位，吐后要用温开水漱口；呕吐停止或减轻后，应补充少量微温易消化的流质食物。

最灵老偏方：姜汁牛奶

- 牛奶适量，姜汁 3~5 滴。把姜汁滴入牛奶中混匀后，给孩子服用。1 天 2 次，一般可以当天见效。此方具有祛寒温胃、养气补虚的功效。

更多食疗方

糯米莲子粥

莲子 50 克，糯米 150 克。糯米洗净，莲子去心，一同放入锅内熬粥即可，适用于小儿呕吐。本粥具有补中益气、健脾养胃的功效。

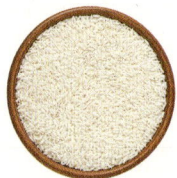

苦瓜根茶

苦瓜根 6 克。洗净，煎水频服，适用于小儿呕吐。此方具有祛除邪热、增进食欲的功效。

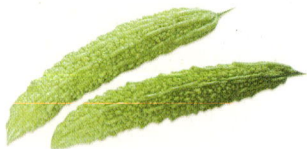

神曲丁香茶

神曲 15 克，丁香 4 克，同入药杯中，沸水冲泡，代茶饮。此方具有健胃消食的功效。

白芝麻饮

白芝麻适量。煎水代茶饮。此方具有清热和胃的作用，适用于小儿呕吐。

丁香肉桂粉

丁香、肉桂各 2 克，研末，分 3 次用开水或牛奶送服。此方具有温中降逆、散寒止痛、温肾助阳等功效，对小儿胃寒呕吐有较好效果。

生姜糖醋汤

生姜、醋、红糖各适量。将生姜洗净切片，用醋浸腌 24 小时，同时取 3 片姜，加红糖适量于沸水中冲泡片刻，代茶饮。此方具有祛寒暖胃的功效。

焦山楂饮

焦山楂 10~15 克，用水煎服用。此方具有调理脾胃的功效，适用于油腻所伤导致的呕吐。

绿豆粥

绿豆 50 克，粳米 100 克。一起用文火煮成粥。此粥具有清热解表的功效，适用于风热犯肺导致的呕吐。

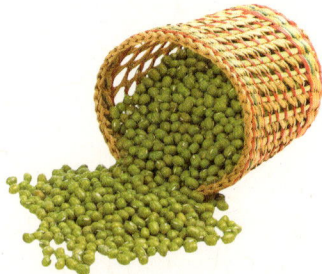

山楂麦芽消除腹内积食

年初，人到中年的阿佑喜得贵子，对小孩自然是百般呵护。半年后，阿佑开始给孩子添加辅食。可能是爱子心切，怕孩子吃不饱，所以一不小心喂食过多，孩子腹胀起来，吃什么都开始吐。阿佑他们吓坏了，赶紧给老中医打电话求救。老中医问他具体有什么症状，阿佑说小孩肚子胀得圆圆的，像有个小气球在里面，吃什么都会吐出来，而且还开始拉肚子了。

其实，正常的宝宝在喂奶后常可见到轻度或较明显的腹部隆起，有时还会溢乳，但宝宝安静，腹部柔软，排便正常，生长发育良好，这是通常所说的"生理性腹胀"，是正常现象，无须担心。老中医跟阿佑说孩子腹胀大多数是由于消化不良引起的，通常伴有呕吐、腹泻等，主要由于胃肠胀气和各种原因所致。又听他说是给孩子喂养过多食物导致的，老中医给他开一个消积去滞、

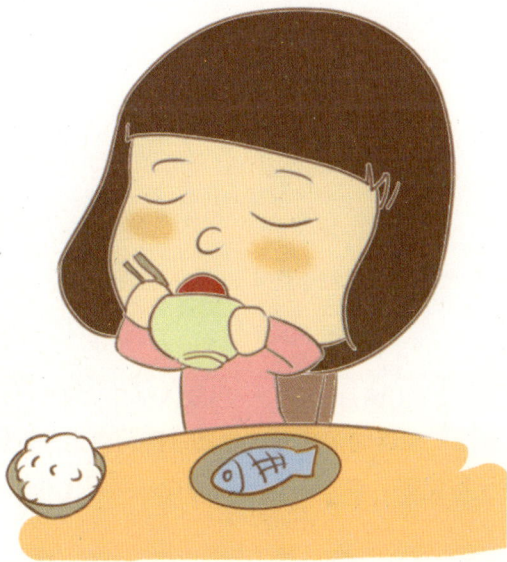

健脾开胃的方子，并告诫他，孩子好了之后千万别过度喂食了。阿佑连连答应。方子叫山楂麦芽饮，做法简单，拿炒麦芽、炒山楂片一起放入锅中，煎汁即可，饭前饭后都可以饮用。

炒麦芽具有行气消食、健脾开胃的功效，主治食积不消、脘腹胀痛、脾虚食少。山楂有健胃、消积化滞、舒气散瘀之效。二药合用，既消食又开胃，且味道酸酸甜甜的，孩子也乐于饮用。每天喝1次，两天后就有效果。

后来，阿佑又打电话感谢老中医，还说下次一定会带孩子去医院感谢他。老中医叮嘱阿佑，预防宝宝腹胀也有几个方法：宝宝哭的时候很容易因为吸入空气过多引起胀气，遇到这种情况，爸爸妈妈应该多给予安慰，或是拥抱他，先通过调整他的情绪来避免胀气的加重；不要让宝宝饿得太久后才喂奶，宝宝饿的时间太长，吸吮时就会过于急促而吞入大量的空气，很容易导致腹胀；所以要按时给宝宝喂奶，并且在喂食后可拍拍背帮助宝宝排气；多给宝宝进行腹部按摩，这样有助于肠胃蠕动和气体排出，以改善消化和吸收；喂奶时，应当注意让奶水充满奶瓶嘴的前端，不要有斜面，以免让宝宝吸入空气。

但是，如果腹胀明显，伴有剧烈呕吐、精神萎靡、完全拒食等不正常现象时，那就要引起家长的注意了，应尽快到医院诊治。

最灵老偏方： 山楂麦芽饮

- 炒麦芽10克，炒山楂片3克。一起放入锅中，加入1碗水，煎煮15分钟，去渣取汁，最后加入适量红糖调味即可。饭前、饭后均可饮用，1天1剂，2天可见效。本方具有行气消食、消积化滞的功效。

更多食疗方

参芪鸽肉汤

党参 20 克，黄芪 20 克，山药 10 克，白鸽 1 只，食盐、调料适量。将鸽肉切块，放砂锅中，加入党参、黄芪、山药、盐、调料和适量水。用文火炖煮 50 分钟，焖熟后饮汤食肉。隔日 1 次，连用 10 天。适宜脾胃气虚所致纳食不振、食后腹胀、疳积等症，具有益气健脾、补中和胃的功效。

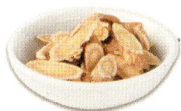

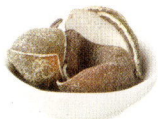

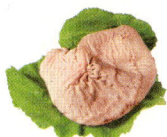

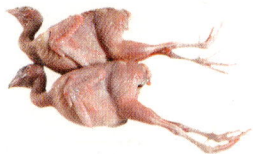

猪肚白术散

猪肚 1 具，白术 250 克，米汤或蜂蜜适量。净猪肚洗刮干净，白术用水浸透，填入猪肚内，两端用线扎紧，放入砂锅中煮至熟烂，取出猪肚中的白术，晒干，研为细末，每次取 5 克，用米汤或蜂蜜送服，1 天 3 次，连用 5 天为 1 疗程。本方具有行气导滞的功效，可用于小儿腹胀。

陈草蜜膏

陈皮 100 克，甘草 100 克，蜂蜜适量。将陈皮、甘草洗净，水浸泡透，二者放入锅中，加适量清水，用小火煎煮约 20 分钟，滤取汁液，如此反复煎煮取汁 3 次，合并 3 次所得药液，再用小火煎熬成膏，加入蜂蜜适量，煮至沸，待冷后装瓶，每次用 1 匙，用开水冲服。本方具有开胃消食的功效，适用于脾胃气滞之脘腹胀满或腹痛、消化不良。

鹌鹑粥

鹌鹑 1 只，大米 100 克，盐适量。大米洗净，浸泡半小时；鹌鹑去毛洗净，斩成小块，与浸泡好的大米一同放入锅中，加适量清水，先用大火煮沸后转小火续煮至熟。最后加入适量盐调味即可食用。可作早晚餐食用，每日或隔日食用 1 次。本方具有健胃消食的功效，可治小儿疳积、肚腹胀满、食欲不振、脾虚便溏等症。

金银花菊花粥可调治小儿便秘

这几天，老杨发现自己的7岁孙子杨乐，在洗手间里的时间越来越长了，一经询问，才知道杨乐便秘了。老杨觉得问题不小，就把小孙子带到医院，请老中医帮他治疗。

便秘的具体症状为排便次数减少、粪便量减少、粪便干结、排便费力等，与个人饮食、生活习惯、疾病有关。中医认为，便秘与肾、脾、胃、大肠、肺、气血、寒热虚实有关。古代医学对便秘的分类较多，如《伤寒论》将便秘分为阴结、阳结、脾约、津竭等。现代中医内科著作中，多将便秘分为热秘、冷秘、气秘、虚秘（包括气虚便秘、血虚便秘、气血俱虚便秘），需要根据不同的症状辨证施治。

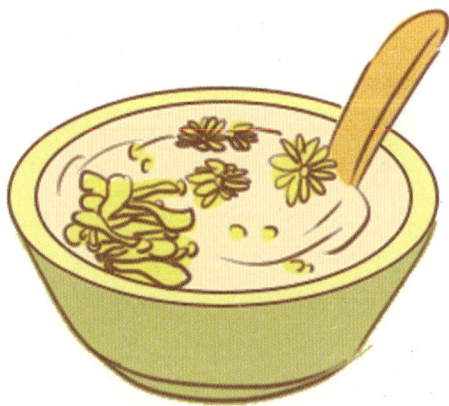

老中医询问起杨乐的症状，杨乐说，开始一两天拉一次，后来三五天拉一次都有。后来拉大便时特别困难，拉出的粪便很干硬，拉完屁股会疼，这两天还出现口臭了。老中医又了解了一下杨乐饮食，给他把了脉象，看了舌苔，发现他的脉象比较沉重，舌苔发黄。结合他的症状，判断出他属于热秘，是由于胃肠积热，燥热内结，耗伤津液，使得大肠传导失润、大便干结引起的便秘。治疗主要在于清热散火，润肠通便。老中医就给老杨推荐了金银花菊花粥。做法也简单，把金银花、菊花和米一起煮粥就行了。每天吃1次，1周后就可缓解便秘。金银花自古被誉为清热解毒的良药，它性寒，味甘，气芳香，清热而不伤胃，芳香透达又可祛邪，善于宣散风热，清热解毒，常用于各种热性病，效果显著。菊花性微寒，味辛、甘、苦，归肺、肝经，有疏散风热、平肝明目、清热解毒的功效。

　　老中医还跟老杨说，要预防小孩便秘，还需要注意：避免进食过少或食品过于精细；避免排便习惯受到干扰；避免滥用泻药，滥用泻药会使肠管的敏感性减弱，形成对某些泻药的依赖性，造成便秘；合理安排作息时间；适当参加文体活动，特别是腹肌的锻炼有利于胃肠功能的改善；养成良好的排便习惯，每日定时排便，形成条件反射，建立良好的排便规律；孩子每天喝 4 杯水也有助于排便。

　　过了不到三天功夫，老杨就带着杨乐去医院复诊了。老杨说，孩子的问题已经解决了，这都得谢谢老中医啊。

最灵老偏方：金银花菊花粥

● 金银花、菊花各 10 克，大米 50 克。将金银花、菊花择净入水煎熬，取汁液倒入淘净的大米熬煮，待熟时调入白糖，再煮一二沸即成清香爽口的金银花菊花粥，每天吃 1 次，连喝 7 天。此粥具有清热解毒、宣风散热的功效，适用于积热型便秘。

更多食疗方

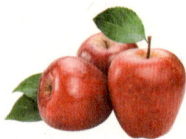

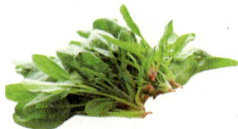

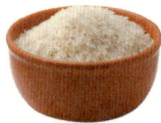

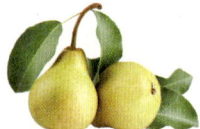

胡萝卜苹果汁

2根胡萝卜，1个大苹果，分别洗净切块，先将胡萝卜榨汁，然后再将苹果榨汁，混合搅拌，并立即饮用。便秘明显时，1天饮果汁2次，每次20毫升，不加水。便秘好转后可适当加温水稀释后再喝。此方具有润肠通便、理气补脾的功效。

火麻仁汤

火麻子仁9克，枳实6克，大黄3克，炒白芍9克，厚朴6克，炒杏仁6克，玄胡6克，炙甘草6克。用水煎服，每日1剂，分3次服用。此汤具有润肠泻热、行气通便的功效。

莱菔子

炒莱菔子100克，研为细末，加白糖30克拌匀，装瓶备用。每日早晚各1次，每次5克，温开水送服。此方具有温中行气的功效，能促进肠蠕动，帮助消化。

决明子蜂蜜茶

决明子15克，蜂蜜25克。将决明子捣碎，加入清水蒸煮10分钟，冲入蜂蜜，代茶饮用。此方具有润肠通便的功效，适用于脾胃虚寒患者。

土豆汁

土豆2个，蜂蜜适量。土豆去皮榨汁，加入蜂蜜饮用。早晨或空腹时饮用效果更佳。土豆富含膳食纤维，可以促进胃肠蠕动。此方具有润肠通便的功效。

冰糖炖香蕉

香蕉2条，冰糖适量。香蕉去皮加冰糖隔水蒸烂，每天分2次服用。此方常用于治疗肠胃燥热、气血亏虚导致的便秘，具有清热润燥、养阴生津的功效。

菠菜梨粥

大米20克，菠菜20克，梨1个。将大米洗净，然后加水煮成粥；把菠菜洗净后用沸水焯烫一下，磨碎；梨去皮、去子磨成泥；粥里放入菠菜、梨，稍煮即可。此粥具有润燥通便的功效。

薏苡仁红豆茅根汤巧治急性黄疸型肝炎

老中医曾经接诊过一个比较特殊的病人，其病只是普通的黄疸型肝炎，特殊的是这个病人。患者是名混血儿，她父亲是外国人，这个外国人很仰慕中国的传统文化，尤其是中国的文字、茶道、传统医学。他很爱看中医"望闻问切"的过程。

小孩叫丽莎，今年5岁多。她父亲叫彼得，是个很魁梧的英国人。彼得用生硬的普通话跟老中医解释说丽莎去了医院，医生说是急性黄疸型肝炎，吃了一些药，但没有治好，所以才找的中医。老中医问彼得，小孩有什么症状，大小便是什么情况，并给她"望闻问切"。丽莎的脉象比较滑数，舌苔比较黄腻，是肝胆湿热的表现。彼得说丽莎身体有点发黄，食欲不好，有时会呕吐，有点便秘，小便的颜色很黄。老中医问彼得，丽莎是不是最近才来到中国居住的，彼得说是。

急性黄疸型肝炎是急性肝炎的一个分型，是由于各种原因导致的肝脏损伤，主要表现为胆红素代谢和排泄障碍。该病属中医"黄疸"中的"阳黄"、"急黄"范畴，是由于患者素体中阳偏盛，感受湿浊之邪后湿从热化，或直接感受湿热疫毒之邪，导致湿热阻滞，脾胃肝胆功能失调，胆液不循常道，随血泛溢引起的以目黄、

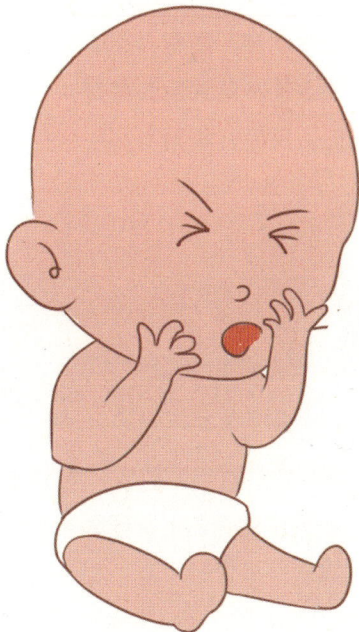

身黄、尿黄为主要临床表现的肝胆病症。该病分为几种情况：肝胆湿热兼风湿表证，肝胆湿热而热重于湿，肝胆湿热而湿重于热，肝胆湿热而湿热并重，突感疫毒而毒热深重。丽莎属于第二种，由于先天秉赋不足加上后天环境变换、调养失宜造成的，治疗需要从清热利湿入手。

老中医给彼得推荐了薏苡仁红豆汤。这个汤要用到薏苡仁、红豆、白茅根，三者一起煮汤，考虑到小朋友不喜欢吃苦，可以加一点红糖，服用7天后可见效。彼得就问这其中的原理是什么。老中医跟他解释说，白茅根具有凉血止血、清热解毒的功效，常用于治疗水肿、黄疸、小便不利、热病烦渴。《本草纲目》言其："止吐衄诸血，黄疸，解酒毒。"薏苡仁作为一种中药，有悠久的历史，有健脾、补肺、清热、利湿等功用。红豆有利湿消肿、清热退黄、解毒排脓的功效。

1个月之后，彼得带着孩子来医院感谢老中医，老中医看到丽莎的身体已经没有那么"黄"了，整个人也精神了起来。彼得说，服用这个方子1个月，孩子的小便颜色慢慢变清了，再后来大便也正常了，再没有出现便秘。说完，彼得对老中医竖起大拇指，夸赞不已。

临走，老中医提醒彼得，要注意孩子饮食习惯：食物尽量清淡、不要吃辛辣、生冷等刺激性食物、要多食用流食、软食等；适当地锻炼身体，不要进行剧烈的运动，要劳逸结合。

最灵老偏方：薏苡仁红豆茅根汤

- 薏苡仁、红豆、白茅根各15克。三者一起加水煮汤，加适量红糖调味。每天服用2次，7天为1个疗程。此方具有清热解毒的功效，适用于治疗湿热型肝炎。

更多食疗方

榕树根炖猪肺

榕仔根（榕树垂下的细根）50克，猪肺200克。将榕仔根炒至略焦，与猪肺一起炖服。此方具有清热解表、化湿的功效。

泥鳅炖豆腐

泥鳅500克，豆腐250克。泥鳅去鳃，清理内脏后放入锅中，加食盐少许，清炖至五成熟，加入豆腐，炖至鱼熟烂，吃鱼和豆腐，喝汤。此方具有祛湿、疗黄疸、清热解毒的功效。

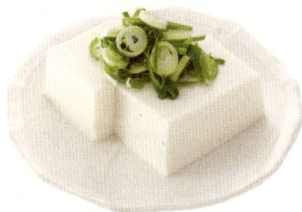

虎杖茵陈汤

虎杖10克，茵陈10克，蒲公英10克，板蓝根10克，陈皮5克。用水煎服，每日1剂，分2次服用。此汤适用于黄疸型肝炎。

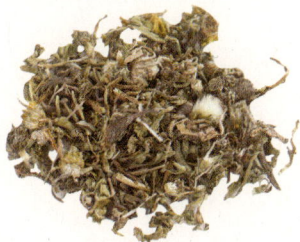

茵陈金钱茶

茵陈180克，金钱草90克，川郁金60克，粉干草15克，红糖适量。以上4味药用水煎，加红糖饮用，每日1剂，每日4次。此方具有清湿热、退黄疸的功效。

田基黄汤

田基黄10克，白花蛇舌草10克，土茯苓10克，夏枯草6克，茵陈7克，山栀子6克，黄柏5克，木通5克，甘草3克。用水煎服，每日1剂，分2次服用。此汤具有消肿解毒、清热利湿的功效。

木贼茵陈汤

木贼草10克，板蓝根6克，茵陈7克。先将其用水浸泡半小时，然后煎取浓汁，每日1剂，分2次服用。此方具有清热利尿的功效。

柴胡白芍汤

柴胡、白芍药、山楂、陈皮各6克，茯苓、连翘各7克，板蓝根、薏苡仁各10克。用水煎服，每日1剂，分2次服用。此汤适用于病毒性肝炎。

第四章
五官疾病小偏方

俗话说"相由心生"，是说人的相貌是由内心意念而决定的。而医学认为，包括五官在内的人体器官都能反映身体健康状况。身体机能良好，五官就显得协调有神；反之，身体某个部位出现问题，就会通过五官疾病显现出来，像常见的口角炎、口腔溃疡、蛀牙、鼻炎、红眼病、中耳炎等，严重影响到我们的生活。

　　本章介绍了一些生活中常见的小儿五官疾病，通过典型的案例详细地介绍了每种疾病的特征，并推荐对应的偏方，希望读者看了本书后，出现类似状况时可以"对症下药"，重塑健康形象。

金银花茶轻松解决上火眼屎多的问题

去年老江家添了个大胖孙子，一家人特别开心。前几天老江请了老中医上门为他看病，问老中医孩子眼屎多是什么原因造成的，这个算不算生病。为了诊断有据，老中医把孩子抱来看诊。

正常的孩子，3~5 个月大时，早上醒来眼睛上可能有些眼屎，这是因为这个时期眼睫毛容易向内生长，眼球受到摩擦刺激就产生了眼屎。而小儿眼屎多，大多与平时喜食鱼、虾、肉等热量高的食物，较少食用水果、蔬菜等有关，这时除了眼屎多外，还常伴有怕热、易出汗、大便干燥、舌苔厚等症状。

小孩眼屎多会产生一系列不舒服的反应，如晨起睁眼困难、视物模糊等。该症与睡眠不足、用眼过度、视觉疲劳、患病有关。现代医学则认为，造成婴儿眼屎多的原因有三：先天性的鼻泪管堵塞、急性泪囊炎和感染性结膜炎。宝宝揉眼睛时会把细菌带入眼睛里，使得细菌繁殖、化脓，脓性物填满整个泪囊，无法排泄从而堆积在眼角。中医认为其病因病机多为外感风热，内有脾胃积热，循经而上攻。也就是由上火导致的，治疗这病需要清热泻火，散结通气，还要改变不良的饮食习惯，多喝水，可以服用一些清热泻火、消食导滞的中药。

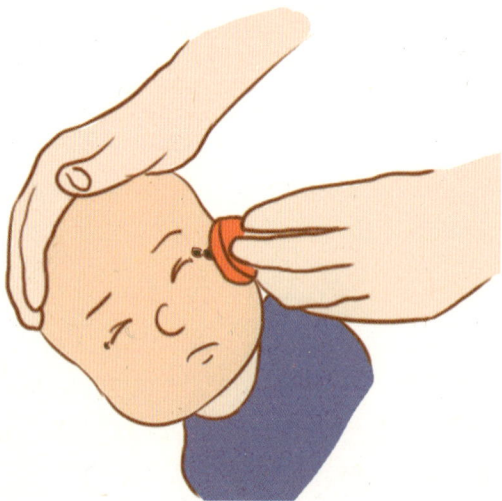

检查以后，老中医发现老江的孙子舌红苔黄，脉象细数，正是脾胃积热的症状。据此，老中医就给孩子开了个清热泻火的方子。方子是金银花茶，用金银花和蒲公英一起泡茶，连服几天就行了。金银花性寒，味甘，归肺、胃经，具有清热解毒、疏风散热的功效，主治外感风热、暑热烦渴等症状；蒲公英性平，味甘，具有清热解毒、下火散结的功效。

过了几天，老中医再上门去看孩子时，老江说，服用金银花茶几次后，孩子现在已经不再被眼屎过多而困扰了，原本乌黑的眼睛更加显得清澈明亮。此外，老中医还告诉老江应该注意日常生活中一些小问题：清洁宝宝的双手，定期修剪大人和宝宝的指甲，可以减少细菌感染眼睛的机会；要让宝宝的饮食均衡、营养，多吃一些新鲜的水果和蔬菜，对于比较大的宝宝，还可以煮一些胡萝卜粥、南瓜粥等；如果孩子突然有很多眼屎，同时还伴有眼睛刺痒、发红，那就要去医院检查，看是否得了"红眼病"。

最灵老偏方：金银花茶

- 金银花、蒲公英各适量。用水煎服，加入白糖适量。每天 1 剂，1 周为 1 个疗程。此方具有清热解毒、下火散结的功效。

更多食疗方

莲藕

莲藕生食或捣汁，若与梨汁和匀同服其效更佳。此方具有清热生津的功效。

双黄汤

黄连 3 克，黄芩 4 克。泡茶或煎水服用，加入适量白糖。此方具有清热燥湿、泻火解毒的功效。

决明子茶

决明子 10 克，菊花 5 克，山楂 15 克。决明子捣碎后，加入菊花、山楂，用沸水冲洗，加盖闷约 30 分钟即可。此方具有解毒利湿的功效。

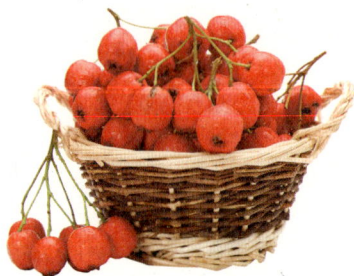

菊花精

在喂养奶粉时，里面加菊花精，以 2 匙奶粉加 1 匙菊花精进行冲调。此方可以有效去内火。

五味蜜茶

北五味子 4 克，蜜蒙花 6 克，绿茶粉 1 克，蜂蜜 10 克。将北五味子入锅略炒，加入蜜蒙花和水，煮沸 3 分钟，过滤加蜂蜜拌匀，待稍冷后加入绿茶粉搅匀即可饮用。此方具有益气生津、清热明目的功效。

黄瓜猕猴桃汁

黄瓜 200 克，猕猴桃 30 克，凉开水 200 毫升，蜂蜜两小匙。黄瓜洗净去子，留皮切成小块，猕猴桃去皮切块，一起放入榨汁机，加入凉开水搅拌，倒出加入蜂蜜于餐前 1 小时饮用。此方可以治疗肺热引起的眼屎多，具有清热解毒的功效。

水果西米露

西米、苹果、牛奶适量。西米洗净后，倒入沸水中；煮到西米半透明，把西米和热水隔开；再煮一锅沸水，将煮到半透明的西米倒入沸水中煮，直到全透明，将沸水都倒去；煮一小锅牛奶并加少许糖；将西米倒进牛奶中煮至开锅；将煮好的西米牛奶凉凉，加入苹果丁，即可食用。此方可以清热泻火、提高免疫力。

菊花木贼汤预防红眼病

记得小时候读书时，学校里很多人都患过红眼病。该病在医学上称为急性结膜炎，是通过接触传染的眼病，如接触患者用过的毛巾、洗脸用具、水龙头等，就容易被传染红眼病。因此，这种病常在幼儿园、学校、医院、工厂等集体单位广泛传播，甚至暴发流行。秋初是红眼病高发期，它多发于流动人口多、人口密度大的城市，传染快，治愈后免疫力降低，会重复发病。红眼病在我国容易引起大范围的传染，高温湿热的天气尤其容易发病。有的家长认为红眼病会不治自愈，这是不对的，因为若不积极治疗，这种疾病不但会反复发作，还会对幼儿的视力造成伤害。

小旭今年6岁，刚上了小学。一天早晨，刚起床，小旭揉着眼睛告诉他妈妈眼睛好疼。陈女士一看，小旭双眼发红，白眼球都快成红眼球了，陈女士觉得问题严重，就给孩子请了个假，然后带着小旭急急忙忙来到了医院，请老中医诊治。

老中医看到小旭的双眼明显发红，便轻声问小旭现在感觉怎么样，疼不疼。小旭说，睁眼有点难，眼睛还有种被火烧的感觉，有时会流泪，还觉得身体好热。老中医跟陈女士说，孩子是得了红眼病。

红眼病，中医俗称为"红眼""火眼"，好发于春、夏、秋季，会通过接触传染。发病急，双眼可同时或先后发病，在中医学属于"暴风

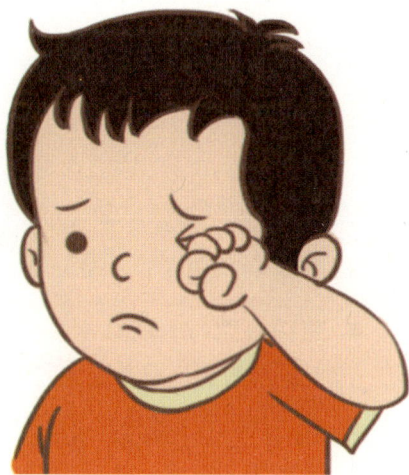

103

客热"范畴，分为风重于热、热重于风、风热并重、邪热伤阴四种情况。需要根据症状辨证治疗。

小旭的脉象比较浮数，舌苔微黄，是典型的"风重于热"的例子，治疗需要疏风解表，清热解毒。老中医给陈女士推荐了菊花木贼汤，把菊花和木贼草用水煎后，服用1周就行了。

菊花味辛、甘、苦，性微寒，归肺、肝经，具有疏散风热、清肝明目、清热解毒等功效；木贼草具有消炎止血、疏散风邪、清热解毒的功效。

《本草经疏》说："木贼草，首主目疾，及退翳膜，益肝胆而明目也。"

老中医还特别叮嘱陈女士，要避免被传染。红眼病的传染方式主要是接触传染，预防红眼病，主要是控制传染源，隔离病人。患者所用毛巾、手帕、脸盆、眼镜等须经常消毒，并与健康人分开；健康人可滴消炎眼药水预防，不能用脏手和衣袖揩眼睛；忌食葱、韭菜、大蒜、辣椒、羊肉、狗肉等辛辣、热性、刺激等食物，最好不吃带鱼、鲤鱼、虾等海鱼类食品。

最灵老偏方：菊花木贼汤

● 菊花6克，木贼草4克。用水煎服。1天1剂，1周为1个疗程。此汤具有清热解毒的功效，可以治疗目赤肿痛。

更多食疗方

野菊花蒲公英茶

蒲公英 10 克，野菊花 10 克，金银花 8 克，大青叶 8 克，用水煎服。此方具有清热下火的功效。

桑白皮薏苡仁粥

桑白皮 50 克，薏苡仁 20 克，粳米 100 克。桑白皮以水浸泡，熬煎 2 次，弃渣留汤，加入薏苡仁、粳米，煮至熟烂，即可食用。此粥具有行气利水、清肺降热的功效。

猪油炒苦瓜

苦瓜 250 克，猪油 10 克，葱、姜、盐各少许。苦瓜洗净，去子，切丝。猪油置锅内烧八成热，下苦瓜丝爆炒，下调料翻炒片刻即成。此方可清热明目。

姜片

老姜 4 片。贴在两边太阳穴，再用老姜在脑门上来回搓，可有效预防红眼病的传染。此方具有清热去火的作用。

金银花

鲜金银花及其藤叶 30 克，洗净，放入水中煮沸 5 分钟，先熏后洗眼部，尽量让药液进入眼内，每日 3 次。此方具有抗菌消炎的功效，可用于治疗红眼病。

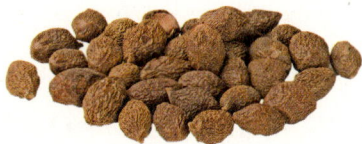

胖大海

胖大海 2 粒。清水洗净后，用适量清水浸泡，使其充分膨胀，然后去核拌成稀泥状，临睡时外敷于眼部至次晨。此方具有清热解毒的功效。

青苔

青苔适量。青苔洗净，取少许敷眼上，药热即换，连续数次。此方具有清热退肿的功效。

苦瓜木贼草汤

苦瓜 250 克，切薄片。木贼草 15 克，切 3~5 厘米段短节。两味同时放入瓦锅，注入清水，文火煎至两碗，将渣滤去服用。早晚各 1 次，3 天为 1 个疗程。此汤具有润肺去火的作用。

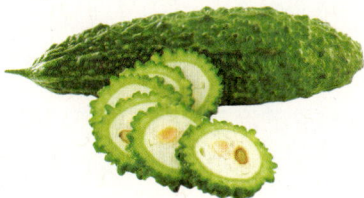

决明海带汤让孩子告别眼睑麦粒肿

眼睛是我们观察五彩世界的一扇窗，没有眼睛我们的世界将一片黑暗。生活中经常会出现一些眼科疾病损害我们的眼睛，例如麦粒肿，就是一种很常见的眼部疾患。

楚楚今年6岁，读小学一年级，是个活泼可爱的女孩。前几天她发现眼皮有点痒，就忍不住用手去揉，没想到越揉越痒，渐渐红肿起来，楚楚很难受，回到家后赶紧告诉了妈妈。楚楚的妈妈金小姐见楚楚的症状不轻，就把她带到了医院，请老中医给诊治。

老中医看到楚楚的眼皮有些红肿，红肿处有个硬结，硬结呈淡白色，便问楚楚有什么感觉，眼睛是否能睁开。楚楚说有点痛，眼睛不容易睁开。老中医摸了一下她的额头，发现有些发热。楚楚的脉象有些浮，舌发红，苔黄腻，是湿热蕴积的表现。据此，老中医判断楚楚是得了麦粒肿。金小姐焦急地问老中医楚楚的病情怎样，到底该怎么治疗。

麦粒肿俗称"偷针眼"。因外感风热，内有脾胃积热，上攻于目，使营卫失调，气血凝滞，热毒上攻，阻塞于眼睑皮肉经络之间，导致发病。现代医学则认为，麦粒肿常因葡萄球菌感染所致，分为外麦粒肿和内麦粒肿，内麦粒肿的疼痛比较厉害。麦粒肿初起时，患儿眼睑边缘会出现局部红肿，可以摸到硬结，触摸硬结会带来疼痛。3~4天后，硬结变大，红肿的中央皮肤颜色变为黄白色，以后逐渐化脓，这时硬结处变软。如果脓头自行破溃或经手术把脓液引流排出后，红肿会很快消退，整个病程约1周，变化很快。常伴随着全身发热、脸部肿胀、睁眼困难等。

麦粒肿的治疗以疏风解热、解毒消肿、消肿散结为主。老中医给金小姐推荐了决明子海带汤，把决明子和海带一起煮汤，连服1周就可以了。金小姐又问这其中的原理。老中医说，决明子，性微寒，味苦、甘，入肝、肾、大肠经，具有清肝明目、利水通便的功效，主治目赤涩痛、目暗不明等症。《中华本草》说：决明子可清肝益肾、明目；海带，性寒，味咸，归肝、肾经，具有软坚散结、利水消肿、清热解毒等功效。

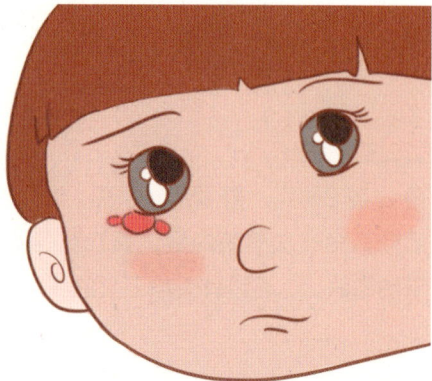

　　得了麦粒肿要及时治疗，可以先局部热敷，每次 10~15 分钟，每日 3~4 次，以便促进眼睑的血液循环，缓解症状，促进炎症消散。还要特别注意卫生，不能让手接触到眼睛，以防细菌趁虚而入，加重病情。需要家长注意的是，长在内眼角的麦粒肿，在其附近的眼球表面常常会出现水泡，家长不要为此紧张，这是因为麦粒肿压迫周围的组织引起的水肿。随着病情的缓解，水泡会随之消失。

最灵老偏方：决明子海带汤

● 决明子 30 克，海带 60 克。将海带泡发洗净，切丝备用。将决明子洗净，把海带、决明子放入砂锅，加适量清水炖熟即可。每天 1 剂，连服 1 个星期。本汤具有清肝明目、治疗目赤肿痛的作用。

更多食疗方

蒲公英菊花汤

蒲公英 30 克，野菊花 20 克。用水煎汁，第一次煎液内服，第二次煎液熏洗患眼。此汤具有清热下火的作用。

石榴绿豆汤

石榴叶 5 克，绿豆 30 克，用水煎服。每日 1 剂。此汤具有清热解毒的功效。

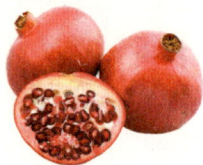

龙胆当归汤

龙胆草、当归各 6 克，菊花 9 克。用水煎服，每日 1 剂，分 2 次服用。此汤具有活血补血的作用。

清炒牛蒡

牛蒡 250 克，佐料适量。牛蒡洗净，切成小块，急火爆炒，加入黄酒、调料拌匀停火。每天 1 剂，佐膳，分餐食之。此方常用于治疗风热型麦粒肿，具有疏风解热、清热解毒的功效。

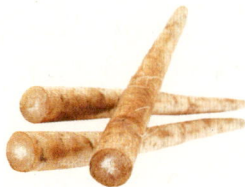

凉拌蒲公英

蒲公英 200 克，香油、食盐、味精等调料各适量。用水 1 大碗煮沸，将蒲公英在沸水中汆烫 1 分钟捞出，切成小段，加入以上调味品，做成菜。此方适用于目赤肿痛等热毒诸症，可以治疗麦粒肿。

热毛巾敷法

用干净的毛巾蘸上热水，拧干，敷于患眼上，每次 15 分钟，每天 3 次。此方可以消肿。

绑线法

用一根黑线扎在孩子患眼对侧的手指中指根处，但是线不能太紧，以免影响孩子手指的血液循环。此方可以治疗麦粒肿。

野菊红花汤

野菊花 10 克，红花 6 克，用水煎服，每日 1 剂，分 2 次服用。此汤具有活血通经、散瘀止痛的功效。

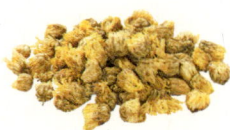

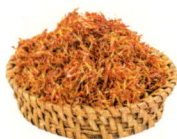

蒲公英菊花汤可清洗发炎的外耳

叶琳琳今年6岁，在暑假培训班里学会游泳之后，一到周末都要爸爸带她去游泳池游泳。她妈妈觉得公共游泳池人多水脏，怕游泳时水会进到小孩耳朵里，就给她买了一个密封式游泳帽，可是琳琳觉得戴上后特别不舒服，就死活不肯用，大人也无可奈何。

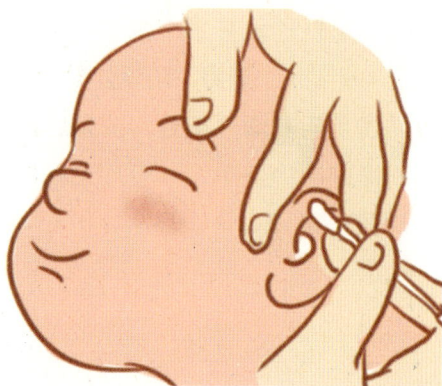

过了一阵子，琳琳游泳回来后老嚷着说耳朵疼，琳琳妈妈就给她检查耳朵，发现琳琳的耳朵有些肿胀、发红，还有点流脓。琳琳妈妈就赶紧把孩子带到了中医院。简单介绍了琳琳的情况后，她紧张地问老中医情况严重不不严重，会不会影响孩子的听力。还说昨天琳琳在客厅，她在厨房叫琳琳帮忙，琳琳竟然听不见。过了一会，又说肯定是游泳惹的祸，肯定要禁止他们父女再去游泳了。

老中医仔细检查了琳琳的耳朵，看到她的外耳道有个小疖，呈红肿状隆起，还带着一点脓状物。老中医问琳琳痛不痛，琳琳说痛，吃东西的时候特别痛。根据这些症状，老中医判断琳琳是得了外耳炎，由于游泳后外耳道积水，使得局部表皮软化，细菌侵入导致感染。

外耳炎是外耳的皮肤出现急性化脓性病变，多为挖耳损伤外耳道皮肤或洗澡、游泳时外耳道积水导致细菌入侵，进而出现感染发炎。中医认为，外耳炎属于"风聋""耳胀耳闭""耳痹"的范畴，病机多为风邪侵袭、邪毒滞留、气血瘀阻导致，治疗需要杀菌消毒，祛除邪毒。老中医就给她开了个方子，就是蒲公英菊花汤。用菊花和蒲公英煎汁，待温后用其清洗患处，洗完后再用干净的毛巾擦干，一般几天就会有明显效果。菊花味辛、甘、苦，性微寒，归肺、肝经，具有疏散风热、清肝明目、清热解毒等功效；蒲公英性平，味甘、微苦，有清热解毒、消肿散结等功效。

临走，老中医还给她们留了个电话，叫她们有什么情况再来找他。母女俩道谢后，就急忙回家了。1周后，老中医接到琳琳妈妈的电话，琳琳妈妈说上次回去后就用方子开始治疗了，现在琳琳的耳朵已经好得差不多了，红肿和脓都消退了，听力也恢复正常了，琳琳现在想去游泳，不知道可不可以。老中医告诉琳琳妈妈，恢复几天再去游泳为好。现在去的话要做好保护措施，并且游泳回来后，要及时擦干耳朵里的水，以防细菌趁虚而入。要注意保持外耳道干燥、避免损伤。

预防外耳炎，还需要注意几点：掏挖耳朵需用专门的工具，并避免划伤；保持外耳道清洁；患病时可以在外耳道口塞疏松的棉花球，睡眠时避免受到压迫；去公共浴室、游泳池要注意自我保护和外耳清洁；增加体育锻炼，增强抵抗力。

最灵老偏方：蒲公英菊花汤

- 菊花 50 克、蒲公英 50 克，水煎煮，待温后洗患处，洗完后再用干净的毛巾擦干。每天洗 2 次，7 天为 1 个疗程。此方具有抗菌消炎、清热解毒等功效。

更多食疗方

野菊敷

野菊花、木芙蓉叶、鱼腥草等鲜品各适量,将其捣烂取汁,外敷于患处即可。此方具有清热解毒、消炎止痛等功效。

金银花解毒汤

金银花 8 克,连翘 6 克,竹叶 6 克,皂角刺 5 克。用水煎服,每日 1 剂,分 3 次服用。此汤具有清热消炎、杀菌止痒等功效。

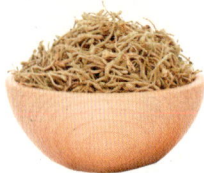

桑葚百合汤

桑葚 6 克,百合 10 克,红枣 5 个。用水煎服,每日 1 剂,分 2 次服用。此汤具有清热泻火的功效。

白菜薄荷芦根汤

大白菜根 3~4 个,芦根 10 克,薄荷 3 克。以上 3 味水煎 15~30 分钟,趁热分 2 次服下。此汤常用于治疗肝胆火盛、邪热外侵型化脓性耳朵发炎,具有疏风散热的功效。

鸽肉木耳汤

鸽子 1 只,水发黑木耳 100 克。鸽子宰杀后去内脏,加水发黑木耳,放汤炖酥,调味后佐餐用。此汤适用于肾元亏损、邪毒停聚导致的耳内流脓,具有补肾培元之功效。

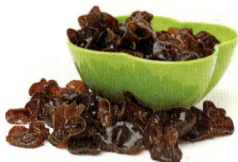

麦冬饮

麦冬适量,胖大海 2 个,用开水冲泡代茶饮用。此方具有养阴润肺、益胃生津、清热泻火的功效。

鱼腥草煎

板蓝根、鱼腥草、黄柏、蒲公英各适量。将其一同煎汁,待汁液温时清洗外耳道即可。此方具有抗菌消炎、消痛排脓的作用,适用于耳道不洁所致的发炎和化脓。

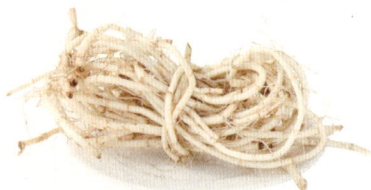

柿子霜帮你击退口腔溃疡

阿珍和丈夫共同经营一间服装加工厂，收入颇高，工作也很忙，没有时间陪自己2岁的儿子杰杰。于是，她把孩子交给保姆，自己又继续投身于服装事业中。保姆带孩子经常由于疏忽而出现一些问题，杰杰慢慢出现一些小毛病，开始是便秘，后来脸色变黄，再后来食欲下降，最后都不吃东西了，一吃东西就哭。保姆看到问题的严重性后，不敢隐瞒，就跟阿珍说了，阿珍知道后就把孩子带到了中医院，请老中医帮忙给杰杰看看。

老中医让杰杰轻轻张开嘴巴，看到他的嘴巴内侧和舌头上长了四五个黄豆粒大小的圆形物体，根据症状和以往的经验，老中医立即判断是口腔溃疡。

口腔溃疡是常见的口腔黏膜的溃疡性损伤病症，不仅小儿会得，成年患者也不在少数。其症状为口腔黏膜出现小溃疡，单个或多个分散着，多发生

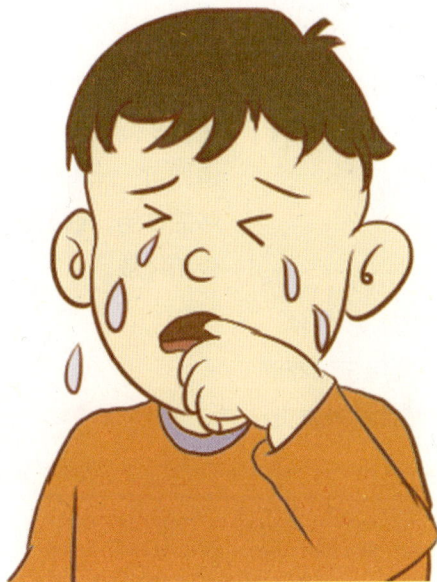

在唇、颊部，其次是舌尖、舌边缘及牙龈等处。溃疡呈圆形或椭圆形，边缘充血，溃疡平坦，中心微凹陷，表面呈灰黄色或灰白色，有明显的烧灼样疼痛。该病发作时疼痛剧烈，局部灼痛明显，严重影响宝宝进食。中医认为，口腔溃疡的病因有几个，主要为饮食不洁、情志过极、素体阴亏、劳倦内伤、脾肾损伤等。

老中医问阿珍孩子的大小便情况怎么样，阿珍说孩子小便比较黄，大便比较硬，可能跟他最近喝水少有关。老中医对阿珍说，杰杰的脉象和舌苔显示是脾胃积热，饮食不当很容易导致脾胃功能失调，心脾蕴热、复感邪毒时就容易患上这病。老中医劝她有时间多陪陪孩子。阿珍也开始检讨自己，并问老中医有什么好法子。老中医思考了一番，随后给她推荐了柿子霜。老中医让阿珍回去买些柿饼，把上面的白粉刮下来，直接抹到患处，最好是等到孩子睡着的时候涂，这样效果会好点。一般几天后就有效果。

阿珍好奇地问老中医这其中的效果。老中医向她解释说，柿霜为柿科植物柿的果实制成柿饼时外表所生的白色粉霜，味甘，性凉，具有清热、润燥的功效，临床常用于治疗咽干喉痛、口舌生疮、烦渴等。

临走，老中医还叮嘱阿珍，日常生活中，要注意孩子的口腔卫生，养成早晚刷牙、饭后即刻漱口的良好习惯。注意营养搭配，不能偏食，多吃新鲜蔬菜和水果，不吃辛辣刺激的食物。养成良好的生活规律，保证充足的睡眠，避免过度劳累。

最灵老偏方：柿子霜

- 将柿饼上的白霜刮下来，涂抹于患处即可。连续涂抹，直至康复。此方具有止痛生津、止咳消炎的功效。

更多食疗方

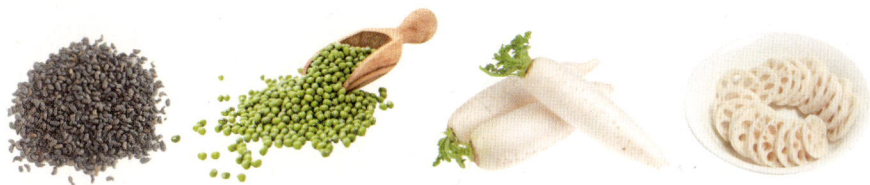

核桃壳

核桃壳 5 个，用水煎服，饮汁。每日3 次。此方具有健脾固肾、活血养血的功效。

女贞子叶

女贞子叶 3 片，用水煎服，每日 3 剂。此方具有滋阴清热、补肝明目的功效。

莲子栀子饮

莲子 3 克，栀子 9 克，甘草 6 克，连翘 6 克。加开水浸泡代茶饮。连用 2天。此方具有消肿解毒、抗炎的作用，适用于溃疡面有灼热疼痛感的患者。

绿豆粥

绿豆 50 克，粳米 100 克。绿豆浸泡后与粳米一起煮粥，服用即可。此粥具有消肿解毒、抑菌的作用，适用于调治口腔溃疡。

黄柏蜂蜜

黄柏 30 克，蜂蜜适量。将黄柏烤焦后，将其研磨成细末，加入适量的蜂蜜调匀，装瓶备用。每日涂溃疡处 3 次。

此方具有润燥泻火、清热解毒的功效。

吴茱萸

吴茱萸适量。研细末，以醋调成糊状，敷于两足心（即涌泉穴），睡前使用，早晨则弃去，可连用 1~3 个晚上。此方具有散寒止痛、温中助阳的功效。

浓茶漱口

用浓茶漱口，因茶中含有多种维生素，能防治各种炎症，对口腔溃疡面的康复有一定辅助治疗作用。

鲜石榴汁

石榴 2 个。去掉外壳取籽，捣碎后倒入杯中，冲入沸水，闷盖 15 分钟后，含漱石榴汁，也可以饮用。此方具有杀菌消炎、止血消肿的功效，有利于口腔溃疡面的愈合。

萝卜藕汁

白萝卜 2 根、鲜藕 1 段。洗净捣烂，绞汁去渣，用汁含漱，每日 3 次，连用 4 天可见效。此方具有清热消炎的功效。

板蓝根汤化解鹅口疮的烦恼

王女士带着她女儿欣欣来到中医院，向老中医诉苦说欣欣最近烦躁不安，食欲减少，现在连奶都不怎么喝了，强迫她喝她就开始哭闹，也不知道是得了什么病了。

老中医仔细观察了欣欣的口腔，发现她的口腔两侧和舌头黏膜上有一些白色的斑点。于是老中医拿了一支消毒棉签轻刮白色斑点，那白色斑点却一动不动地停留在原处。根据以往的经验，老中医判断这是一种叫鹅口疮的疾病。得了鹅口疮，进食的时候会产生疼痛，所以欣欣会拒食。

中医认为，鹅口疮是因为先天胎热内蕴、口腔不洁、感受秽毒之邪，分为心脾积热和虚火上浮两种。虚火上浮需要滋肾养阴、引火归源；心脾积热需要清热泻火，滋养心脾。鹅口疮扩散到口腔的后部时，有可能"殃及"食管，一旦受到牵连，宝宝吞咽东西就会感到不舒服，甚至会因为怕疼，拒绝喝水、进食。

王女士这才恍然大悟，连忙问老中医这病该怎么治疗。老中医告诉王女士这种病往往是由口腔不净或是营养不良引起的，所以平时在喂奶的时候，要注意个人卫生。要用温水洗干净自己的乳头，而且应经常洗澡、换内衣、剪指甲，每次抱孩子时要先洗

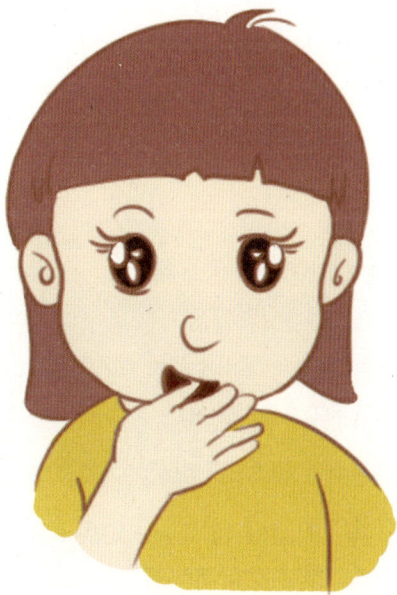

手。孩子很喜欢乱抓东西放进嘴巴里，这也会让细菌趁虚而入，所以要注意让孩子不要乱吃东西。

王女士点点头，老中医开始给孩子把脉，发现欣欣的脉象有些浮数，而舌尖红赤，舌苔发黄，是心脾积热类型。据此，老中医就给她开了板蓝根汤，旨在清热泻火。

具体做法是把板蓝根用水煎后，用药液反复涂搽口腔患处，每日5~6次，1周后见效。王女士又问其中的原理是什么。老中医回答说，板蓝根具有很强的抗菌杀毒功效，《中药志》说板蓝根"清火解毒"。此外板蓝根还具有凉血泻火、止痛的功效，对鹅口疮有较好的治疗作用。

老中医告诉王女士，除了注意卫生，还应养成良好的饮食习惯，应该多饮水，不要食用过冷过热及过硬的食物，以减轻对口腔黏膜的刺激；奶瓶奶嘴应消毒彻底、避免孩子咬玩具、手指；保证充足的营养摄入和睡眠时间等。

王女士听了之后，回家依言行事。过了一个星期后，她特地来到老中医的诊室，开心地告诉他，这方子真管用，现在欣欣已经恢复正常，喝奶的时候不哭不闹，食欲也恢复了。

最灵老偏方：板蓝根汤

● 板蓝根10克。水煎后以药液反复涂搽口腔，每日5~6次，涂搽1周。此汤具有清热解毒、凉血止痛的功效。

更多食疗方

威灵仙

威灵仙 7 克，用水煎服，并用布蘸药汁清洗口腔。此方具有祛风除湿、通络止痛的功效。

冰糖银耳羹

银耳 12 克。加冷开水浸 1 小时左右，待银耳发涨后再加冷开水及冰糖适量，放蒸锅内蒸熟，一顿或分顿食用，每日 1 次。本方具有滋阴润肺、养胃生津的功效。

当归黑豆汤

当归 15 克，黑豆 50 克，鸡蛋 1 个。先煮当归、黑豆 1 小时，然后将鸡蛋调匀，和当归、黑豆一起煮至熟烂即可。此汤具有活络通经、活血补血的功效。

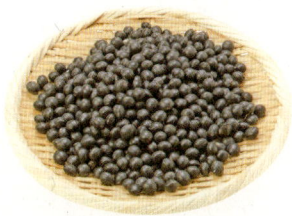

金银花菊花汤

金银花、菊花各 15 克，甘草、防风各 6 克。水煎，用药液涂搽患处。此汤具有清热解毒的功效。

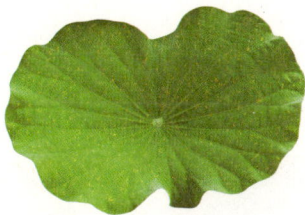

荷叶冬瓜汤

鲜荷叶 1 块，鲜冬瓜 500 克。加水煮汤，另加食盐调味，饮汤食冬瓜。每日 1 次。本汤具有清热下火、化痰解渴的功效，适用于脾胃热引起小儿鹅口疮所致烦躁、哭啼、少食等。

西瓜甘蔗汁

西瓜 250 克，甘蔗 150 克。榨汁饮用。此方具有清热解毒的功效，常用于治疗口疮、喉痹等症。

金银花绿豆汤

金银花 20 克，绿豆 60 克，红糖 30 克。先将金银花煎水，去渣取汁，放入绿豆煮至熟烂，再加入红糖，饮汤食豆。此汤具有疏风散热的功效。

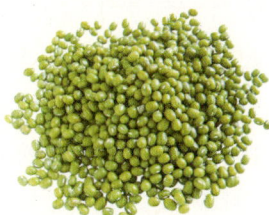

生理盐水对付敏感鼻炎很有效

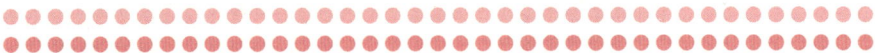

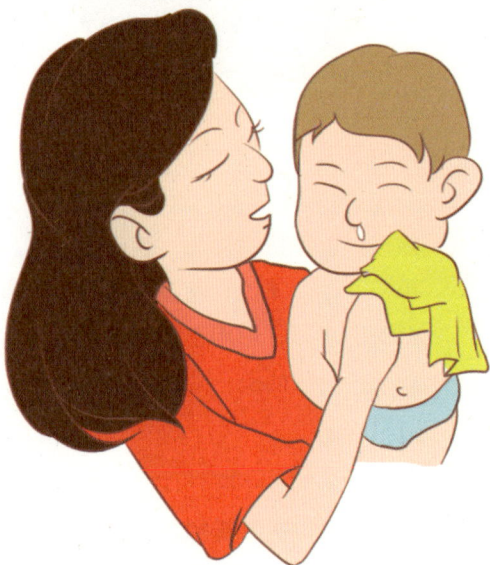

随着城市现代化的发展，大都市人们的物质生活水平越来越高，但是由于缺乏运动、饮食不调、环境污染等因素使得城里人的健康状况越来越差，各种疾病层出不穷。鼻敏感正是其一。

鼻敏感，又称为敏感性鼻炎。马路上的汽车尾气、大气污染带来的雾霾天气、各种类型的劣质化妆品以及家居装修材料和食品添加剂等，都是敏感性鼻炎的诱因。

目前鼻炎患者正在逐年增加，而且年龄趋向低龄，对人体的危害更不容忽视。有人说敏感性鼻炎没什么大不了，只不过发作时有点麻烦而已，过后仍与正常人无异，所以治不治无所谓。这种想法是导致疾病加深的根源。鼻炎虽然不是什么大病，但常常打喷嚏、流鼻涕和鼻塞，会给患者的日常生活带来诸多不便。尤其是慢性鼻炎患者，可能诱发鼻窦炎、鼻息肉，长期治疗不当，还会导致中耳炎、哮喘甚至嗅觉丧失。

小琴今年9岁，是个品学兼优的好学生，最近却因为鼻炎而发愁。有时候在课堂上她鼻炎发作，不停流鼻涕，擦干又流，喷嚏也打个不停，让她无法专心听课而且还影响到别的同学，这让她很尴尬。鼻炎已经困扰她几个月了，病情时好时坏，吃了药又不见好。期末考试眼看就要到来，她感觉自己的鼻炎又加重了，发作次数增加，担心影响成绩，这让她苦恼极了。

她妈妈早就想带她去看看中医，可是她怕吃中药。后来终于拗不过她妈妈，被带着去见老中医。老中医一番仔细询问后，觉得问题不大，就教给她妈妈一个办法：用生理盐水洗鼻子。借用一定压力将生理盐水送入鼻孔，流经鼻前庭、鼻窦、鼻道绕经鼻咽部，或从一侧鼻孔排出，或从口腔排出。通过以上路径，借助于生理盐水的杀菌作用及水流冲击力，将鼻腔内已聚集的致病污垢排出，从而使鼻腔恢复正常的生理环境，恢复鼻腔的自我排毒功能，达到保护鼻腔的目的。这种方法的最大优点是没有任何不良反应，虽然见效相对于药物慢一些，但对于没有鼻甲肥大和鼻息肉的鼻炎来说，坚持洗鼻，效果很好。

另外，预防鼻炎要从生活中的小细节做起：注意保暖，经常参加体育锻炼，增强抵抗力；常做鼻部按摩，如长期用冷水洗脸更佳；知道致敏源后，尽量设法避免接触；季节性反复发作者，在换季之前做好预防工作；保持室内卫生，勤晒被褥，减少室内尘埃，居室要注意通风等。

最灵老偏方： 盐水洗鼻

- 借用一定压力将生理盐水送入鼻孔，流经鼻前庭、鼻窦、鼻道绕经鼻咽部，或从一侧鼻孔排出，或从口腔排出。通过以上路径，借助于生理盐水的杀菌作用及水流冲击力，将鼻腔内已聚集的致病污垢排出，从而使鼻腔恢复正常的生理环境，恢复鼻腔的自我排毒功能，达到保护鼻腔的目的。每天清洗2次，可经常清洗。此方具有通鼻透气的功效。

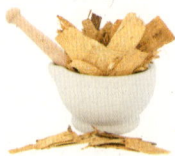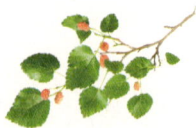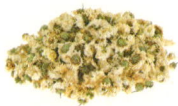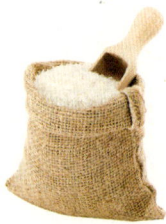

更多食疗方

葱汁

新鲜生葱适量。洗净，取葱白，捣烂，放几小团指甲盖大小的药棉浸泡葱汁备用。治疗时先用棉签蘸淡盐水清洁鼻孔，然后将浸了葱汁的小棉花团塞入鼻孔内，保持数分钟，一开始感到刺鼻，渐渐会失去刺激性，当效力消失后再换新棉团。如此重复半小时，每天3次，此方具有刺激鼻腔透气的效果，能有效缓解病情。

辣椒水

取1~2个晒干的红辣椒，用开水泡上10分钟，再用干净的棉签蘸水伸进鼻腔内涂抹。坚持每日1次。此方具有刺激鼻腔、透气通鼻的作用。

搓鼻子

用两只手的中指或食指，沿着鼻梁两侧上下反复搓，要遍及眼角内侧到迎香穴（鼻翼根部）的范围，每次搓至发热为止。此方具有透气的作用。

黄芪粥

黄芪400克，白百术230克，防风240克，橘梗120克，甘草60克，米30克，除了米之外，将其他材料磨成粉，拌匀，放入干燥容器（有盖）保存，备用。将400毫升水和米放入锅里，大火煮沸，再用小火煮20分钟。取10克磨粉放入锅里，小火煮沸，关火盖上盖等闷5分钟即可食用。此粥具有通鼻透气的功效，常用于治疗过敏性鼻炎。

菊花粥

菊花和桑叶各15克，粳米60克。将菊花、桑叶加水煎煮，去渣取汁，放入粳米煮粥服用，每日1次。此粥具有清热泻火的功效，可以治疗过敏性鼻炎。

重视补肾就能帮助固齿

人的一生当中会长两副牙齿，乳牙和恒牙。一般情况下，婴儿到6个月左右就开始长乳牙，3岁出齐，共20颗，这些牙齿以后会全部要更换。换牙一般从6岁开始一直到十二三岁。相信每个人都有不少妙趣横生的换牙故事，但本文要讲的并不是换牙，而是固齿。

珠珠今年4岁，和许多小孩一样，是由爷爷奶奶带的"留守儿童"，老年人的"无为而治"思想往往会造成溺爱。珠珠跟其他的孩子一样，喜欢吃糖。珠珠的乳牙差不多都长出来了，按说这时候的她应该"吃嘛嘛香"才对。可是最近珠珠吃饭很慢，她奶奶说，一汤匙米饭喂进嘴里，都要含好长时间才咽下去。直到珠珠对她奶奶说牙好疼，他们才意识到问题严重，按孩子的牙齿，竟然能感觉到轻微的松动，好像会随时脱落，这下可把两位老人吓得不轻，赶紧把她送到医院。

经老中医检查，发现珠珠的脉象无力，是肾气不足的表现，加上她爱吃糖损伤了牙齿。老中医跟珠珠的爷爷奶奶说要想治好，先让孩子戒了糖，然后再用固齿方来调理。珠珠的爷爷连忙答应。见珠珠为难，老中医以进为退，又说禁止孩子吃糖果、甜食是难以做到的事，但应让他们尽量少吃，并要养成食后漱口、刷牙的习惯，就可减轻对牙齿的危害，巩固牙齿的健康。

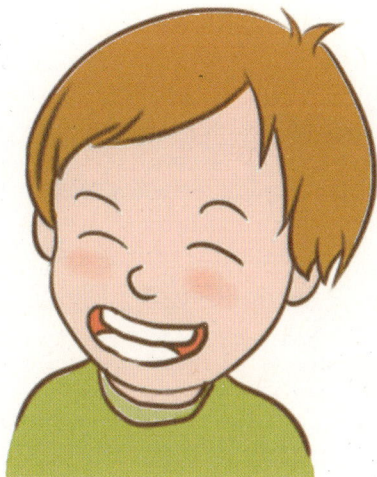

121

中医认为"肾主骨，骨生髓，齿为骨之余""肾衰则齿脱，肾固则齿坚"。老中医给珠珠推荐了补肾固齿汤，用补骨脂、怀牛膝、枸杞子煮汁喝就可以了，每天吃上1个核桃效果更佳。补骨脂具有补肾助阳、温脾的功效，主治肾阳不足、肾不纳气。怀牛膝具有补肝肾、强筋骨的功效，李时珍说它"滋补之功，如牛之力"。枸杞子有补益肝肾、清肝明目的功效。核桃具有健胃补血的作用。

一个月后珠珠和她爷爷来医院看老中医，说孩子现在牙齿"变硬"了，胃口又好了起来，可以吃一些坚果了，吃东西也快了许多。珠珠还乐颠颠地敲了敲牙齿，说可以让老中医听听响。老中医笑着问珠珠现在还吃不吃糖了。珠珠说只是偶尔吃一点。听到她文绉绉地用"偶尔"这个词，老中医和她爷爷都开怀大笑了起来。

随后，老中医叮嘱祖孙俩说，牙齿可得保护好，牙齿坏了吃什么都没滋味了，小孩保护牙齿要做到这几点：在乳牙期需要家长帮助儿童清洁口腔，并督促儿童养成良好的卫生习惯；控制幼儿进食糖果和甜食；在儿童能够自己刷牙的时候，家长要教会孩子正确的刷牙方法；在饮食方面每日要多给儿童食用天然食品，牛奶、蛋类、粗纤维多的粮谷类和菜果类、海产动植物等；父母要定期检查孩子的牙齿，发现牙齿变黑或有小孔洞就要注意，以便早发现、早治疗。

最灵老偏方：补肾固齿方

● 补骨脂4克，怀牛膝、枸杞子各6克，加水200毫升，煮至100毫升即可，每日早晚喝。同时配合每天吃1个核桃效果更佳。每天1剂，1周为1个疗程，连服1个月。此方具有补血养肾、强筋健骨的功效。

更多食疗方

茶水漱口法

每天饭后，含上两口茶水漱口。此方可增强牙齿的抗酸和防腐能力，适用于牙齿松动。

骨碎补方

骨碎补 20 克。将其研为细末，用干净纱布包裹，做成长条状，放于松动的上下牙之间紧咬，每次 20 分钟，每日 3 次，2 天换 1 次新药。同时自左向右依次按摩牙龈，可增强治疗效果。本方适用于由肾虚引起的牙齿松动、脆弱。

菊花乌骨汤

菊花 10 克，乌贼骨 10 克，甘草 6 克。用水煎服，每日 1 剂，分 2 次服用。适用于牙病引起的牙齿脆弱。此方具有祛火散毒、消炎散结的功效。

鸭头煲皮蛋

新鲜鸭头 1 个，带壳皮蛋 3~5 个，盐少许。将食材洗净，加清水适量，一起炖熟后，将皮蛋壳去掉，再炖几分钟即可。然后放盐少许，把鸭头肉和皮蛋吃完，连汤也喝掉。此方对牙龈肿痛、牙齿松动有很好的治疗效果，具有滋阴降火、固齿健齿的作用。

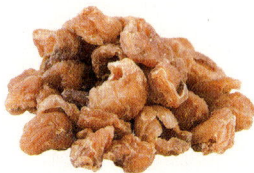

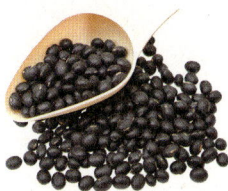

桂圆黑豆枸杞子汤

桂圆肉 50 克、黑豆 50 克、枸杞子 30 克。将黑豆放入砂锅中，加水 800 毫升，待煮到半熟时，加入枸杞子、桂圆肉，用小火煮 30 分钟，连药食带汤服下。此汤具有补肾固齿的功效。

海带豆腐粥

海带 100 克，豆腐 250 克，粳米 30 克，调料适量。将海带用温水泡软，切成丝状；豆腐用油炸黄，切成小块。粳米洗净，入锅内加适量的水，与海带、豆腐一起煮成粥，待粥将熟时加入葱姜调味。此粥具有益肾固齿的功效。

韭菜花椒巧治蛀牙

　　儿童的饮食不当会导致蛀牙，不能完全归罪于小孩馋嘴，家长们也要多反思是否过度溺爱。小宾今年 8 岁，刚上小学三年级。阿东夫妇忙于工作，平常很少在家做饭，都是给小宾零花钱去外面吃饭。小宾特别喜欢吃糖，常常请他的同学一起去小卖部买糖吃。小宾还不喜欢刷牙，觉得刷牙麻烦，爸妈问他刷牙没，他总是说刷了。久而久之，他的牙齿开始隐隐作疼了，他找爸爸看他的牙齿，阿东看到孩子的牙齿有不少黑点，便意识到问题的严重性，就赶紧带他进城去看老中医。

　　老中医仔细看了小宾的口腔症状，发现还没出现明显的蛀洞，问题不算严重，牙齿有些黑点，是蛀牙的初期症状。结合小宾火旺的脉象，老中医给阿东写了个外用方子，韭菜花椒泥，取韭菜根、花椒各适量，香油少许，洗净，共捣如泥状，敷于患处，2 周后见效。韭菜，性温，无毒，具有消炎、止痛的功效；花椒，具有温中散寒，除湿止痛，杀虫止痛的功效，还可以促进唾液分泌，增加食欲。

　　中医认为，蛀牙有两种类型：阴虚火旺和风热实火。前者表现为症状日轻夜重、无口臭、蛀齿松动，治疗需要滋阴降火。后者表现为牙龈红肿疼痛、口臭、流脓，治疗需要清热泻火。蛀牙如果不及时治疗会形成蛀洞，洞慢慢变大，直至牙冠完全消失。蛀牙多和口腔不注意清洁、饮食习惯不良、先天性疾病等有关。蛀牙早期若没有及时给儿童进行矫治，久而久之，就会使牙洞加深，食物嵌塞，牙腔逐渐暴露，腔内的血管充血扩张，使牙神经受到压迫刺激而出现剧烈的疼痛。随着炎症的进一步发展，可引起牙周病和牙髓炎等。出现蛀牙时，首先考虑的应该是修复和修补，如果是较小的蛀洞，可以服用中草药来杀菌灭虫、修复，终止蛀蚀；如果蛀洞较大的，则考虑去医院补牙；无法修补的牙齿，要考虑镶牙。

后来，阿东告诉老中医，孩子估计是疼怕了，现在老老实实刷起牙来了，糖他也不吃了。小宾按照这个方子用了好几天，后来他的食欲恢复正常了。

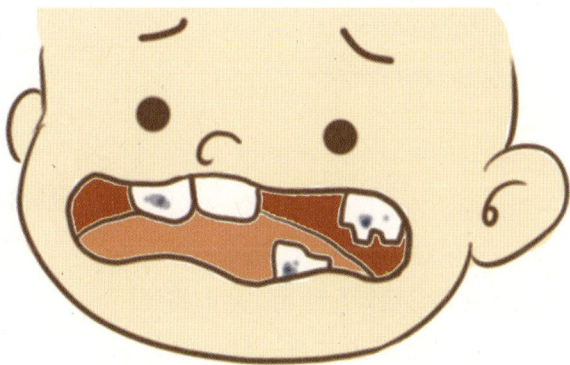

老中医又叮嘱他说，你们做家长的要多关心孩子，保护牙齿要注意这几点：培养小儿良好的卫生习惯，养成早晚刷牙、饭后漱口的习惯。特别是睡前刷牙更加重要，因为晚上间隔时间长，更宜细菌繁殖，发酵产酸较多，容易腐蚀牙齿。小儿 3 岁即可练习刷牙，选择好适合年龄特点的牙刷和牙膏，要竖刷不要横刷，即上牙向下刷，下牙往上刷，里里外外都要刷到。

最灵老偏方：韭菜花椒泥

- 韭菜根 10 根，花椒 10 粒，香油少许。洗净，共捣如泥状，敷于患处。每天 2 次，两周为 1 个疗程。此方具有杀虫止痛的作用，适用于龋齿引起的牙痛。

更多食疗方

茜草根

干茜草根 1 克。用纱布包好放在碗内消毒，加牛奶 10 毫升，浸泡数分钟，待液体成淡红色即可应用。用时将浸液滴入牙痛患者的患处，每 1~2 分钟滴 1 次。此方具有止血、活血、通经的作用，有助于缓解蛀牙疼痛。

苦参茶

苦参 10 克（鲜者用量可略大），放入有盖瓷杯或保温杯中，用滚开水冲泡，不烫口时便可含漱。含漱时间尽量长一点，含漱次数不限，一般每日药加开水 3~4 次。此方具有清热燥湿、杀虫止痛的功效。

苍耳煎鸡蛋

苍耳子 5 克，鸡蛋 2 个。将苍耳子炒黄，去外壳，子仁研成糊，再与鸡蛋同煎（不用油和盐），待煎熟后 1 次服用。此方具有散风除湿、通窍止痛的功能。

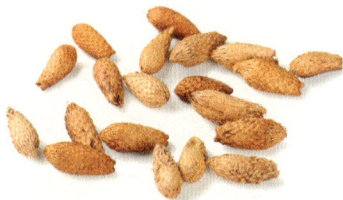

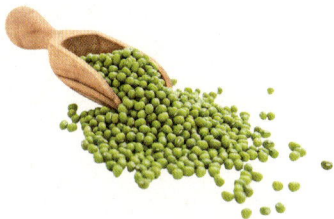

胡椒绿豆

胡椒、绿豆各 10 粒。将胡椒、绿豆用布包扎，砸碎，以纱布包作一小球，痛牙咬定，吐出涎水。此方具有止痛消炎、清热解毒的功效，有助于缓解蛀牙疼痛。

地骨皮醋汤

鲜地骨皮 60 克，食醋 250 毫升。将地骨皮洗净，加入醋内浓煎，去渣取液，连续口含数次。此汤具有凉血祛风、清肺降火的功效。

薏苡仁橘梗粉

薏苡仁、橘梗各适量。一起研为粉末，点在蛀齿洞上，并可服用。此方可以缓解蛀牙疼痛，并有杀菌的效果。

茄子花

秋茄花晒干，烧成灰，涂于痛处；或用茄根捣成汁，涂于患处。此方可以缓解蛀齿疼痛，对蛀牙有一定的治疗效果。

仙人掌消除腮腺肿大

小勇今天没去上学，老师打电话询问，小勇说自己的脸肿了，不敢出去见人，妈妈一会就带自己去医院。

小勇被妈妈带到中医院。老中医问小勇有什么感觉，小勇说脸的两边有点疼，摸起来热热的，吃饭的时候也会疼。

老中医仔细看了小勇的症状后，告诉他妈妈，小勇是得了腮腺炎。该症的临床表现为腮腺肿胀，呈半球形，以耳垂为中心向四周扩散，肿胀部位的皮肤表面一般不发红，但摸起来有些发热，有明显的痛感，张口或咀嚼时局部会感到疼痛，会影响食欲、带来全身不适等。腮腺肿大在发病 2~3 天时最明显，一般持续 4~5 天会逐渐消退，全身不适症状也随之减轻，整个发病过程为 2 周。一般来讲，腮腺炎患儿都能顺利康复，并且体内会产生抗体，可获得终身免疫。

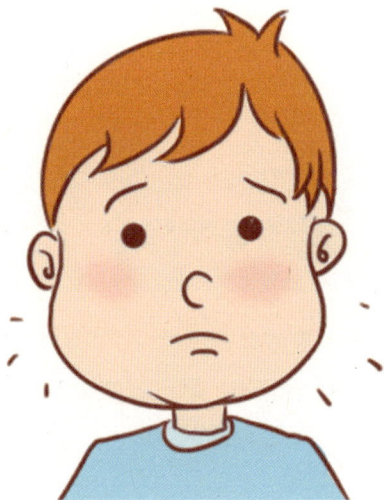

中医认为，此病是由于感受风湿邪毒，邪毒从口鼻侵入，侵犯少阳胆经，蕴结于经脉，郁结不散，气滞血瘀，结于腮部所致。治疗需要清热解毒，消肿活血。老中医给他开了个方子，把仙人掌去刺削皮后切片，贴在患处，2~3天就可以消肿。仙人掌既可内服又可外用，药用功效显著。据《本草纲目拾遗》记载："仙人掌味淡性寒，功能行气活血，清热解毒，消肿止痛。"

因为腮腺炎，小孩张口和咀嚼时会疼痛，所以小孩可能会产生厌食心理，为了促进小孩尽快恢复健康，妈妈也要精心调理小孩的饮食。建议家长在护理时注意以下几点：多吃流质或半流质食物，如稀粥、软饭、软面条、水果汁等；多饮温开水、淡盐水，保证充足的水分，以促进腮腺炎症的消退；腮腺有炎症时，进食酸性食物时会增加腮腺的分泌，使疼痛加剧，因此，忌进食酸性食物和饮料；忌吃鱼、虾、蟹等发物；忌吃辛辣、肥甘厚味等助湿生热的食物；忌吃不易咀嚼的食物。

最灵老偏方：仙人掌敷贴

- 仙人掌（植株越老、掌瓣越厚大越好），去刺削皮，切成与肿大面积大小相同的薄片，贴在患处，每日3次，1天敷2次，3天可见效。此方具有行气活血、清热解毒的功效。

更多食疗方

蒲公英绿豆汤

蒲公英 50 克，金银花 15 克，白菜 100 克，绿豆 50 克。将绿豆用水 800 毫升煎至开裂，下入三药，再煮 15 分钟，去渣取汁。热服。此汤具有清热解毒、活血散瘀的功效，适用于流行性腮腺炎。

马鞭草汤

马鞭草 50 克。用水煎服，每日 1 剂，分 3 次服用，连服 4 天。此汤具有凉血、助消化的功效。

紫花鸡蛋

取新鲜紫花地丁（带根）2 根，用水洗净后切碎，用鸡蛋 2 个搅拌均匀后用水煎服，2 次即可。如无鲜品可用干品代替，用量酌减，先以温水浸泡至软后切碎。此方具有消肿的作用。

仙人掌芦荟汁

芦荟和去刺仙人掌适量。将仙人掌、芦荟捣烂，取其汁液外敷，兼服板蓝根冲剂。此方具有活血消肿的作用。

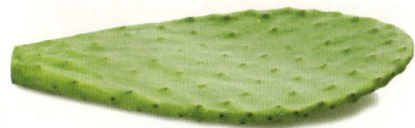

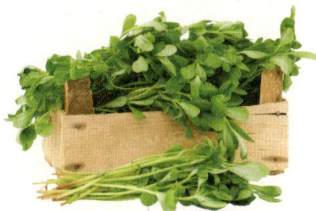

马齿苋汁

马齿苋300克，红糖适量。马齿苋洗净切段，加水400毫升，煎至200毫升，加入红糖，煮至糖融，去渣取汁。分1~2次服。此方具有利水消肿的功效。

木鳖子糊

木鳖子适量，先将木鳖子去壳，用瓷碗将木鳖子加少许水磨成糊状，涂在患处，每天 10 次，干后再涂，尽量保持湿润。此方具有解毒消肿的功效。

解肿饮

板蓝根 30 克，夏枯草 20 克，白糖适量。将板蓝根、夏枯草一起煎汁，放糖少许即可。此方具有清热解毒、凉血散结的功效，适用于腮腺肿痛、发热、有硬块的患者。

患中耳炎莫着急，枯矾汁滴几滴

　　季节转换的时段，天气一会儿热一会儿凉，穿衣就变得十分不好拿捏，一不小心受冷、受热都可能导致感冒、发热，特别是对于抵抗力差的小孩来说。也有人认为小小的感冒不必在乎，在家里冲包感冒冲剂就好了。对疾病过于轻视往往会引发很多并发症，导致后患无穷。

　　最近老中医就遇上了这样的一名患者，他叫阿邦，今年 7 岁了。那天和他的妈妈来医院看病。一见到老中医，阿邦的妈妈李女士就反映说，阿邦最近反应很迟钝，学校老师说他上课注意力不集中，有时叫他回答问题他都听不到，而且阿邦看电视、玩电脑时把音量开得很大，他们听了都受不了，阿邦却若无其事。今天早上他耳朵里还流出一点黄色的液体，把李女士吓坏了。

　　老中医见阿邦看起来很疲倦，就问李女士阿邦最近有没有得过其他病，有没有常说耳朵痛。李女士这才想起来，说阿邦前段时间还发热到 39℃，热退过后，老是说耳朵有嗡嗡响声，后来又恢复正常了，他们就没太当回事。老中医仔细观察一番之后，判断阿邦是患了中耳炎。

　　现代医学认为，中耳炎是由于鼓室黏膜感染所导致的炎症，是一种常见的耳部疾病。人体在感冒、伤风和鼻炎等疾病发作后，抵抗力会大幅度下降，细菌就容易趁虚而入，并且会引发炎症，使人头脑涨痛，听力下降，出现耳

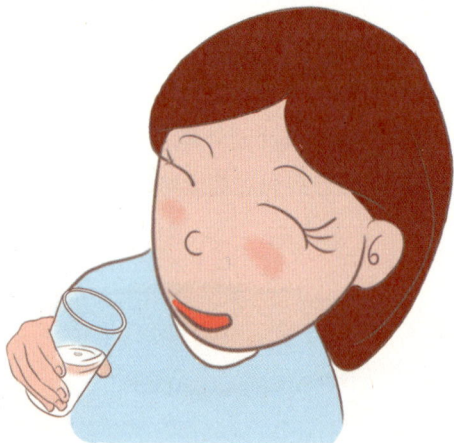

鸣，有时还从耳内流出脓水，严重者可能会导致聋哑。该病常发生于8岁以下小儿，经常是由普通感冒等上呼吸道感染引起的并发症。中医认为，耳为周身清阳交会之所，通肾气，连肝、胆二经。《辨证录》说："少阳胆气不舒，而风邪乘之，火不得散，故生此病。"中耳炎多因患者肝胆失调、清气不舒、风毒热邪趁势入侵体内，循少阳经络上蒸，以致热郁血络，邪毒侵耳，炎灼鼓膜，以生炎症。

李女士听了老中医的解说，紧张地问这病要怎么治疗。老中医对她说像阿邦这种急性中耳炎是可以根治的。接着，老中医给她推荐一个杀菌消炎的外敷方，把大黄和枯矾研成粉，用植物油调匀，连续7天滴入耳内。再结合饮食调养，多给孩子吃一些补肝益气的食物就可以了。大黄有很强的抗感染作用，对多种细菌具有抑制作用，具有清热泻火、凉血解毒的功效；枯矾有燥湿解毒、消炎抗菌的功效，常用于治疗糜烂性皮肤病、诸疮发痒等。

过了2个星期，李女士回医院找到了老中医，她告诉老中医，她给孩子滴枯矾汁的同时，做了不少补肝养肾的菜给他吃，1周后，阿邦的耳朵就不再流脓了，听力也恢复了。老中医告诉李女士，预防孩子中耳炎，要注意这几点：在孩子洗澡和游泳时，可以用消毒棉球填塞他的两个耳孔，防止污水进入耳朵；掏耳朵不要使用尖锐的器物，防止划伤造成感染；父母和老师不要揪孩子耳朵，防止孩子耳道受伤害；感冒及时治疗，病后多注意调养等。

最灵老偏方： 大黄枯矾汁

- 大黄10克，枯矾3克。研成细末，用植物油调匀，清洗耳道将药滴入耳内。每日1次，1周为1个疗程。此方具有清热泻火、消炎杀菌的功效，适用于治疗糜烂性皮肤病、诸疮发痒等。

更多食疗方

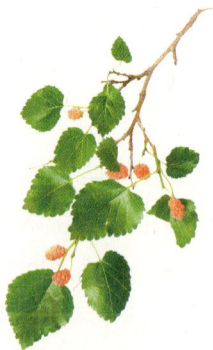

鲜桑叶汁

鲜桑叶数片。洗净后，捣烂取汁，每次将 1~2 滴桑叶汁滴入耳道内，每日 2 次。此方具有疏散风热、防止感染的功效。

蒲公英汁

鲜蒲公英全草。洗净凉干，捣成糊状取汁，将耳道污物清洗干净后滴入药汁，每天 3 次。3~5 岁儿童每天用蒲公英 3 株，6~10 岁儿童每天 5 株，10 岁以上儿童每天 7 株。此方具有清热解毒的功效。

蛋黄油

鸡蛋 2 个，冰片 1 克。将鸡蛋煮熟，取蛋黄以慢火熬油加冰片末调匀。先以药棉拭去耳内脓液，接着滴入几滴蛋油，每日滴药 2 次。此方具有消肿止痛、宁静安神的功效。

大蒜丝瓜汁

生大蒜 2 个，丝瓜 1 根。将这两种材料一起捣烂，用布包上，挤汁滴耳，每次 3~4 滴，每日 3 次。此方具有抗菌消炎的功效。

核桃油

核桃肉适量，冰片少许。把核桃肉捣出油，放入冰片，调和后用布包上，挤汁滴入耳内。此方具有滋润、抗菌消炎的功效。

双豆粥

白扁豆50克，郁李仁15克，黑豆50克，粳米250克。将扁豆和黑豆浸泡，郁李仁去皮研碎，与粳米一起煮至五成熟，过滤，上笼蒸熟，稍温即食。此方具有健脾渗湿的功效；主要用于治疗化脓性中耳炎、耳内流脓等。

苦瓜汁

苦瓜 1 根。捣烂如泥，过滤取汁服用，可加入少量红糖。此方具有除邪热、益气止渴、增进食欲的功效。

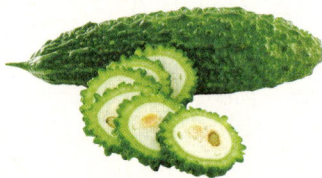

辛夷粉治疗鼻窦炎

生活中，经常可以看到有人纸巾不离手，不停擦着鼻子，并不断发出吸鼻子的声音。他们可能不是感冒，而是患了鼻腔疾病。现今大气污染严重，城市空气质量下降，使得呼吸疾病层出不穷，鼻窦炎就是其中一种。得鼻窦炎的人越来越多，小儿也不例外。小儿患鼻窦炎的危害要比成年人大很多，儿童由于抵抗力比较低，经常出现的感冒等上呼吸道感染会引发该病。另外，吸入二手烟也会诱发鼻窦感染。

谈到鼻窦炎，不久前老中医就诊治过一名小患者阿宽，孩子刚满7岁。他的妈妈杨女士陈述病情说，她儿子上个星期感冒了，她给儿子吃了一些药之后有所缓解，以为没事了就没在意。想不到前两天开始儿子又发作了，先是身体开始发热，然后又鼻塞起来，说鼻子透不过气，现在不停地流鼻涕。她带儿子去医院看了，医生说是鼻窦炎。

老中医见阿宽面色萎黄，身体消瘦，问阿宽妈妈阿宽感冒多久了。杨女士说感冒了1个星期。杨女士又说，这两天儿子的精神一直都不好，胃口也很差，吃什么都不香，晚上睡觉也老是做噩梦。他老师还打电话告诉她，儿子精神萎靡，上课不专心。阿宽还委屈地说自己的鼻涕一直在流，还有头痛，有时痛得都听不了课。老中医安慰他们说鼻窦炎只要及时治疗，还是可以恢复健康的。

中医认为，鼻乃清窍，为肺之门户，呼吸畅通、嗅觉灵敏全赖清阳充养。鼻窦炎属中医"鼻渊""脑漏"范畴。鼻窦炎多由气虚不固、外邪侵袭、邪入化热，引致鼻塞流涕、头痛头涨，常易引起外感。外感后鼻窦炎会加重病情，如此互为因果，反复发作。在此病理机制中，痰浊脓液既是病理产物，又是新的病因。故应及早清除痰浊脓液，杜绝痰浊之源是治愈本病的关键，升清降浊则是基本的治疗法则。老中医给他们写了一个外用方子——辛夷粉，用到辛夷、白蔻仁、川黄连，上药共研极细末，用棉裹药，塞入鼻中外用，几天症状就可缓解。辛夷具有散风寒、通鼻窍作用，常用于治疗风寒头痛、鼻塞、鼻渊、鼻流浊涕；白豆蔻有很强的抗菌、清痰、平喘作用；而川黄连具有清热、泻火解毒的功效。

过了两个星期，杨女士带着阿宽回来复诊，开心地感谢老中医，说现在阿宽已经不怎么流鼻涕了，头也说不痛了，食欲也慢慢好了起来。阿宽看起来精神也比之前好了很多。鉴于阿宽的体质本来就不是很好，老中医又叮嘱杨女士要让阿宽多多锻炼，最好是适当参加一些户外运动，比如踢足球、跑步等，另外，还可以多吃一些新鲜的水果和蔬菜，增强抵抗力，以及时抵御疾病的"突袭"。

最灵老偏方：辛夷粉

- 辛夷（取心去壳）、白蔻仁各 3 克，川黄连 6 克。上药共研极细末，贮瓶备用。以棉裹药，塞纳鼻中。每天 1 次，1 周为 1 个疗程。此方具有散风寒、通鼻腔的作用。

更多食疗方

猪胆冰片粉

猪胆1具，冰片6克，麝香0.1克。将冰片、麝香装入猪胆内，阴干后，去掉胆皮，研为极细末，装入小瓶封闭备用。用时将脱脂棉捻成细条，沾药末少许，放入患侧鼻孔内即可。此方具有通诸窍、透气的作用。

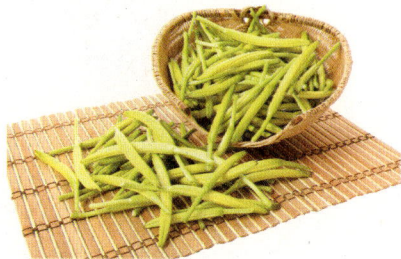

盐水

食盐50克，开水50~100毫升。制成盐水后，把药棉泡在盐水中，泡好后拿出来塞在鼻孔内20~30分钟，此时不要仰卧，淌水应流于鼻外。轻者每天3~5次，重者每天5~7次。此方具有通鼻透气的功效。

老干丝瓜末方

老干丝瓜2条。烧灰，研末保存。每次服15克，每日早晨用开水送服。此方具有化瘀解毒的功效。

丝瓜藤煲瘦肉

取近根部的丝瓜藤3~5克，洗净。猪瘦肉60克切块，同放锅内煮汤，至熟加少许盐调味，饮汤吃肉，5次为1疗程，连用1~3个疗程自愈。此方适用于萎缩性鼻炎、鼻流脓涕等症，具有通气、舒经活血的功效。

黄花鱼头汤

胖鱼头1个，红枣15克，黄花30克，白术15克，苍耳子10克，白芷10克，生姜3片。将鱼头洗净后用热油两面稍煎待用。将红枣去核洗净，把黄花、白术、苍耳子、白芷、生姜共放砂锅内与鱼头一起煎汤，待熟吃肉饮汁。此方具有行气通鼻的效果。

辛夷白芷粉

辛夷花15克，白芷、苍耳子各10克，桂枝5克。将上药烘干，研细末过筛，装瓶备用。每天晚饭后取药末1克，用10厘米见方的双层纱布2块，将药末分成2个药球，以棉纱扎紧，并留线头0.3厘米左右，先塞1个药球于一侧鼻孔，用另一鼻孔呼吸；1小时后将药球拉出，将另一药球塞入另一侧鼻孔。此方具有发散风寒、通气的作用。

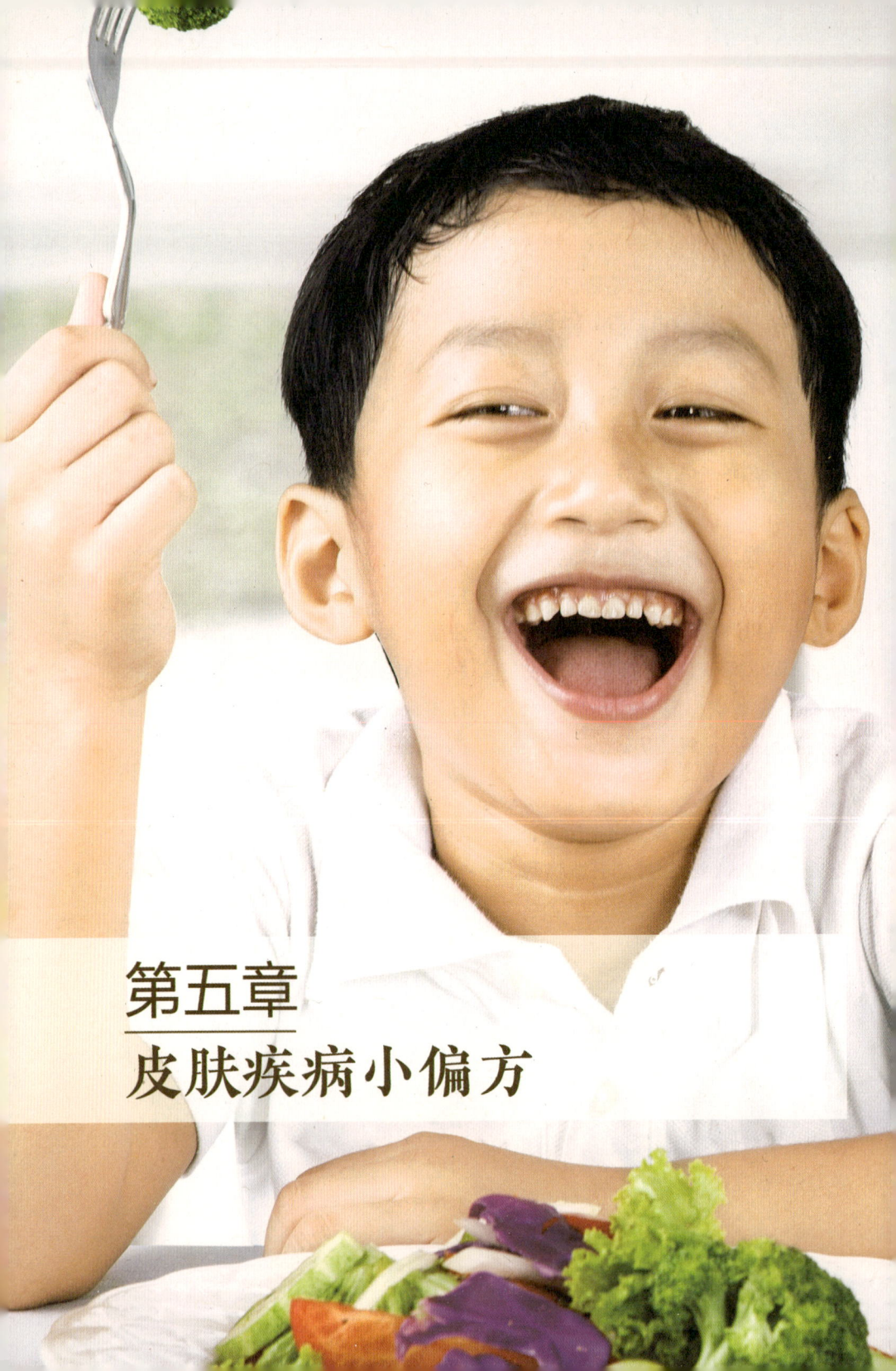

第五章
皮肤疾病小偏方

"皮之不存，毛将焉附。"这句古语说出了皮肤的重要性。皮肤在我们身体的最外层建立起一道可靠的围墙，保护着身体这台"大机器"的正常运作。然而，这面"围墙"并不是坚不可摧的，各种皮肤病如湿疹、风疹、麻疹、痱子、皮炎等疾病都是这道"围墙"的强大入侵者，特别是对于皮肤稚嫩的儿童来说，这道围墙更加显得岌岌可危。

　　本章介绍了多种常见的小孩皮肤科疾病，每种疾病都有多个对应的偏方，偏方以取材方便、做法简单、实用安全为原则，父母们可以根据孩子的皮肤病症来选用，让保护孩子的这道"围墙"固若金汤。

绿茶花生油还宝宝一个干爽小屁屁

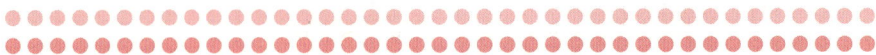

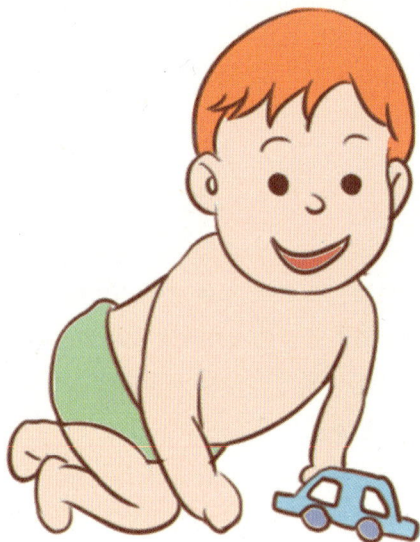

小赵今年喜得一子，全家人都喜出望外。小赵最近给宝宝换尿布的时候发现孩子的臀部和大腿内侧皮肤有些发红，原本以为是穿衣过多发热，可是给宝宝减了衣物后，小红点并未消退，反而有蔓延之势。小赵束手无策，就抱着孩子去了医院。老中医仔细看了症状后告诉小赵，孩子患的是尿布疹。

小赵听到"疹"字的时候吓了一跳。老中医叫他别急，并询问最近孩子的尿布情况。小赵反映说，前阵子宝宝用的尿不湿断货了，他就换了一个新牌子，没想到这种尿不湿质量真不好，让宝宝受苦了。老中医问小赵最近是不是还开始给孩子添加辅食了，小赵说是。

尿布疹，俗称红屁股，主要是因为宝宝臀部的皮肤长时间在潮湿、闷热的环境中而形成的疹子，或者粪便及尿液中的刺激物质、含有刺激成分的清洁液也会使小屁股发红。与尿布接触的皮肤会发红、水肿，严重时会出现溃烂、感染。

中医认为，尿布疹主要是因为湿热由外入侵至内，蕴热在腠理不能消散而发于皮肤，治疗应该清热解毒，除湿利水。这病大多发生在周岁以内的婴儿身上，通常在 7~9 个月时最厉害。婴儿在这一时期开始摄入的食物种类逐渐增多，排出的尿便对婴儿臀部皮肤的刺激性增大，尤其在腹泻或排出的大小便在尿布中过夜时，尿布疹发作的概率就更大。

接着，小赵就问该如何治疗，老中医告诉他，尿布疹不是严重的皮肤病，如果护理得好，及早治疗，一般 2~3 天就能好转，可以擦绿茶花生油来清热退疹。先用绿茶泡茶水，给宝宝清洗臀部，擦干后涂点花生油就行了。绿茶具有清热解毒、止痢除湿的功效，用绿茶清洗臀部，可以清除肌肤表面的污物，杀菌消炎，让小孩的皮肤干爽舒适；花生油外用，具有凉血活血、解毒透疹的作用。

3 天后，小赵抱着孩子来医院看老中医，说用了那个方子之后，孩子的疹子退了不少，现在不哭不闹了。老中医叮嘱小赵说：宝宝出现红屁股，家长们就要多检讨了，使用尿不湿的话，要买质量好的。父母要给宝宝勤换尿布，并用护肤柔湿巾擦拭宝宝的皮肤；宝宝大小便后必须将小屁股上的尿液、粪便擦拭干净。每次清洗后要让宝宝的臀部皮肤干燥；带宝宝外出时，随身带上一包柔湿巾，解决宝宝在外洗屁股的难题；爽身粉和护臀霜则适用于由尿布疹导致的红臀。

最灵老偏方：绿茶花生油

- 绿茶 3 克，花生油或鱼肝油适量。将绿茶泡水，用茶水清洗臀部，然后涂上花生油或鱼肝油即可。每天清洗 3 次，直至痊愈。此方具有杀菌消毒、活血透疹的作用。

更多食疗方

芝麻油

芝麻油适量。微波炉把芝麻油烧开，凉凉了以后用棉签蘸着涂在宝宝屁股上。此方有消炎止痒的作用。

紫草油

紫草根 10 克，花生油或食用油 100 毫升。把油加热后再放入紫草根熬出紫色即可。放凉后将里面的紫草渣滤出来，把油倒进小瓶，晚上睡前用小棉签蘸着涂在宝宝屁股患处。此方具有杀菌消炎的功效。

鸡子黄

鸡蛋黄 3 个。放到炒锅里用小火炒，一直把它炒煳，呈现出黑色，用铲子用点力气挤出油，这时的油已经变成近乎黑色就表示成功。把油放凉后涂在屁屁病损处，连续涂三四次。此方具有修复损伤、滋润皮肤的功效。

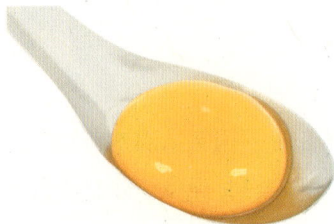

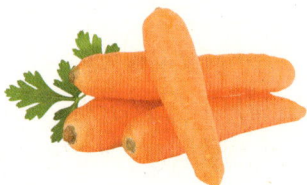

胡萝卜汤

胡萝卜 500 克。将胡萝卜洗净，切开去茎，切成小块，加水煮烂，再用纱布过滤去渣，然后加水成汤，最后加糖煮沸即可。此方具有活血凉血的功效，可以辅助治疗尿布疹。

花生油

花生油、花椒各适量。将花生油倒在锅里烧热，然后放几粒花椒炸煳，等油凉凉后，取出花椒，将油倒在 1 个用热水烫过的瓶子里。宝宝每次清洗完屁屁后，晾干小屁屁，就用棉签蘸些油为宝宝涂上。此方具有润燥保湿的功效。

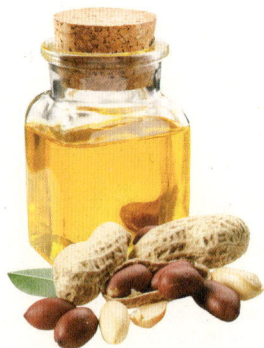

金银花蜂蜜茶专治脓疱疮蔓延

小娴今年3岁了，一个月前她妈把她送去幼儿园，可是没去几天老师就把孩子送了回来。不是因为孩子调皮捣蛋，而是孩子的胳膊和腿上长了几个大疱，老师不知道是什么病，怕传染到别的小朋友。

小娴妈就带着女儿去了中医院，请老中医给看看，孩子到底患了什么病。老中医看到小娴的胳膊和腿上长了几个脓疱，疱壁看上去比较薄，少数破了的有脓流出来。老中医告诉小娴妈，孩子这是患了脓疱。

小娴妈忙问老中医该如何治疗。老中医告诉她，脓疱是一种急性的接触性皮肤病。小儿由于皮肤防御功能不健全和对细菌比较敏感，所以特别容易发病。该症多发于夏秋，传染性很强，好发部位是面部、躯干和四肢，带有痒痛，主要表现是脓疱，脓疱壁薄如纸，一碰就破，破了就流水结痂，并向周围蔓延。本病中医称之为"黄水疮""滴脓疮"。《洞天奥旨》记载："黄水疮又名滴脓疮，言其脓水流到之处，即便生疮，故名之也。"本病多为湿热之邪，侵入肺卫，郁于皮肤。肺热脾湿，二气交杂，内外相搏，复感毒邪而发本病。小娴由于对新环境不适应以及饮食的改变，使得机体产生抵触反应。治疗以清热解毒、利湿养气为主。

老中医找出消毒针把未破的疱刺破，然后用无菌的棉球吸取疱脓，并

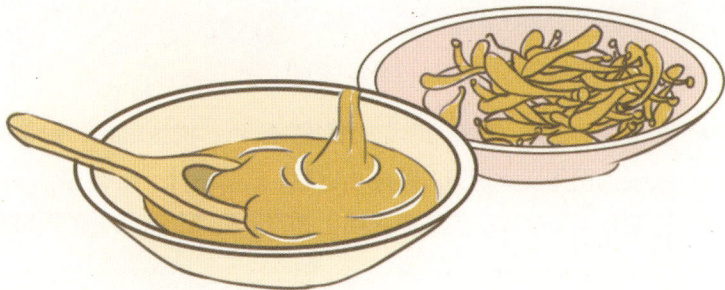

给疮口清洁、消毒。小娴妈见老中医这样做，减轻了孩子的痛苦，又问后面还要做些什么。于是老中医跟她说，疮破了之后可以饮用金银花蜂蜜茶，把金银花和菊花煎煮后加蜂蜜调匀即可。金银花具有清热解毒、疏散风热的功效，常用于治疗痈肿疔毒初起、红肿热痛、热毒血痢等症；菊花具有清热解毒的作用；蜂蜜可以调理血液的成分，促进心脑和血管功能，增强抵抗力。

几天后，小娴妈很高兴地告诉老中医，孩子已经好得差不多了，结痂后也没有留下疤痕。

老中医叮嘱小娴妈说，小儿脓疱疮应以预防为主，反复发作疱疮的小儿，要注意增强体质；要给小儿勤洗澡和勤换内衣，每次洗澡后要注意拭干颈部、耳后和腋下等部位，保持小儿皮肤干净和干燥；避免穿得过多，以免出汗多、潮湿而诱发脓疱疮；注意皮肤卫生，夏季应勤洗澡、剪指甲。生了痱子或瘙痒性皮肤病，应及时治疗，避免细菌感染。对体弱的小儿应加强营养，增强抵抗力；治疗时主要是外用杀菌药物，不能搔抓，避免脓液渗出或扩散。

最灵老偏方：金银花蜂蜜茶

- 金银花 30 克，菊花 10 克，蜂蜜 20 克。将金银花和菊花加水 2 碗，放砂锅里用文火煎煮，煎成 1 碗后，过滤取汁，加蜂蜜调匀。1 天 1 剂，3 天为 1 个疗程，可经常服用。此方具有清热解毒、疏风散热的功效。

更多食疗方

生地土茯苓瘦肉汤

生地 30 克，土伏苓 60 克，猪瘦肉 120 克，调味品适量。将猪肉洗净切丝、勾芡；生地、土茯苓用纱布包起，加水煮沸后，下肉丝，加葱花、姜末、料酒等，煮至肉熟，去药包，放入猪油、盐、味精各适量，即可服食。此汤具有清热解毒的功效。

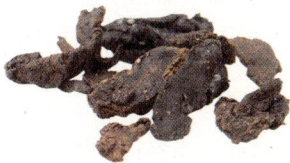

苦瓜猪瘦肉汤

苦瓜 300 克，猪瘦肉 100 克，上等鱼露、味精各适量，同煮汤，熟时食用，每日 2 次。此汤适用于脓疱密集的湿热型脓疱疮。

丝瓜白菜汤

丝瓜 1 条，白菜 100 克，猪瘦肉 50 克。同煲煮汤，熟时调味食用，每日 1~2 次。此汤具有清热解表的功效。

绿豆冰糖粥

绿豆 50 克，薏苡仁 25 克，冰糖 25 克，粳米 50 克，煮粥食，每日 1~2 次。此粥具有清热解毒的功效。

赤小豆桑皮汤

赤小豆 60 克，桑皮 15 克，紫苏叶 10 克，生姜 2 片。将桑皮、紫苏叶、生姜用布包，同赤小豆加水同煮，待煮至豆熟后，去药包，饮汤食豆。此汤具有清热利湿的作用。

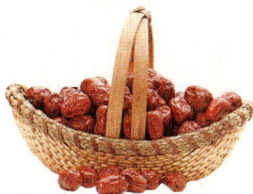

莲子红枣汤

红枣、莲子各 30 克，绿豆、薏苡仁、腐竹各 60 克，红糖适量。将五种食物加清水适量同煮至烂熟后，加红糖调味服食。此汤有清热解毒之功效。

赤小豆冬瓜生鱼汤

赤小豆 60 克，连皮冬瓜 500 克，生鱼 1 条，葱白 5 根。将生鱼去鳞杂，同诸药加水同炖，待鱼、赤小豆烂熟后服食。此汤具有清热解毒的功效。

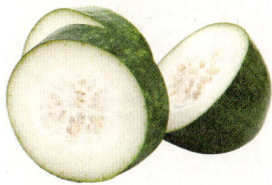

马蹄清凉饮轻松治疗接触性皮炎

俗话说："好奇害死猫。"对于小孩来说更是如此，他们对新事物充满好奇，忍不住就会去啃咬触摸，导致很多烧伤、烫伤事件的出现。不小心接触到有害物或过敏源，会出现接触性皮炎，家长们不能不引起注意。

接触性皮炎是皮肤或黏膜接触有毒或敏感源物质后，在接触部位或以外的部位发生的炎症性反应，表现为红斑、肿胀、丘疹、水泡等。接触性皮炎可分为风热壅盛、毒热夹湿、风盛血燥三种类型。风热壅盛的治疗要疏风清热、解毒凉血；毒热夹湿要清热解毒、祛湿止痒；风盛血燥要清热祛风，滋阴润燥。应辨症施治，不可同一而语。

小女孩微微今年8岁，当她妈妈许女士带她来到医院时，孩子清秀的脸上却长满了红红的斑点。许女士跟老中医说，孩子前两天春游回来就这样了。老中医看见孩子脸上有很清楚的红斑，脸颊和眼睛周围有小米粒似的小红点，少数的地方有水泡和糜烂点。老中医轻声问孩子疼不疼，孩子说很痒，很想挠。

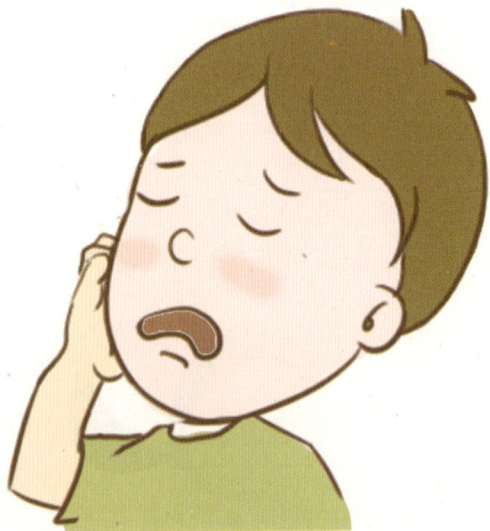

接着，老中医问许女士孩子之前有没有类似的症状，你们家其他人有没有出现过这样的情况。许女士说都没有。老中医又问孩子是不是春游的时候接触到什么了，许女士说春游的时候小孩去捉了很多虫子。老中医又做了进一步检查，发现小女孩的脉象弦数，舌红少苔，属于风盛血燥型的皮炎。老中医跟许女士说，孩子这是接触性皮炎，主要是接触了一些过敏源导致的发炎，治疗可以从杀菌消炎、清热解毒入手。接着，老中医给她开个方子，把马蹄洗净去皮，切碎绞汁，鲜薄荷叶加白糖捣烂，放入马蹄汁中，加水至200毫升，频饮几日后便可缓解。许女士又问其中的原理。老中医说，薄荷叶有散风热、止痒的作用，还具有抗菌消炎的功效；马蹄具有清热泻火、凉血解毒、化湿、清热生津的功效。这方子对接触性皮炎有很好的效果。

同时，老中医又叮嘱许女士说，在孩子的饮食方面，要注意营养平衡，可多吃一些牛奶、豆制品及新鲜蔬菜、水果，以增强抵抗力；避免吃咸水鱼、虾、蟹等易引起过敏的食物；不要用热水洗脸，以避免刺激皮肤，更不能用香皂，其中的碱会加重皮炎的症状。可用手指在脸上做一些轻柔的按摩，用手指轻轻敲打即可，不要用力过度，使面部肌肉放松，促进血液循环，也可加速痊愈。最重要的是要好好休息，充分的休息有助于身体的恢复。

最灵老偏方：马蹄清凉饮

- 马蹄200克，鲜薄荷叶、白糖各10克。马蹄洗净去皮，切碎绞汁，鲜薄荷叶加白糖捣烂，放入马蹄汁中，加水至200毫升，1天饮用3次，可经常饮用。此方具有清热解毒、抗菌消炎的功效。

更多食疗方

金银花生地汤

金银花、连翘、生地各6克，麦冬、牡丹皮、赤芍药、山栀子、白鲜皮、蝉蜕、紫草各5克，灯芯草、竹叶、甘草各3克。用水煎服，每日1剂，分3次服完。此汤具有清热解毒的功效。

地骨皮乌梅汤

地骨皮、徐长卿、夜交藤各10克，乌梅6克，公丁香2克，白芍药5克。用水煎服，每日1剂，分早晚2次服。此汤有凉血解表、清肺降火作用。

马齿苋饮

鲜马齿苋250克。将马齿苋加水适量煎熬2次，滤汁混合，加入红糖适量调味。早晚各1次温服，每日1剂。此方具有祛风除湿的功效，可治风热型接触性皮炎。

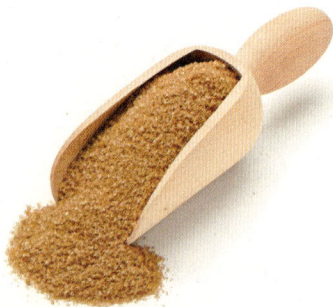

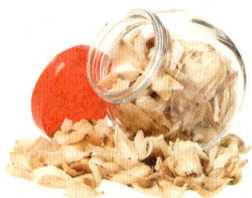

百合汤

百合、玉竹、天花粉各15克，沙参10克，山楂9克。加水适量，煎煮取汁。每天1剂，代茶饮用。此汤具有清热养阴、凉血解毒的功效，主治阴虚血热型接触性皮炎。

红糖藕片

鲜藕片300克。加入沸水中焯烫，加红糖10克调味拌匀。佐膳，随量食。此方具有益气活血、散瘀通络的功效，主治瘀血内阻型接触性皮炎。

韭菜煎

鲜韭菜50克。切小段入锅，加清水600毫升煎至400毫升取汁。每天1剂，分2次温服。此方具有解毒利湿、止痒的功效，主治湿毒较盛型接触性皮炎。

桂枝乌梅汤

银柴胡、五味子、防风、乌梅、桂枝、荆芥各6克，麻黄、升麻各3克。用水煎服，每日1剂，分3次服用。此汤具有散寒解表的功效。

雪梨绿豆汤清热解毒治风疹

冬春是疾病的高发季节，特别是对于抵抗力低的小孩来说，简直防不胜防，感冒、发热、咳嗽接连不断，各种皮肤疾病也是层出不穷。

国捷是个6岁的小男孩，这时候原本应该在学校上课，他却请假在家闲着。原来，国捷身上、脸上长了不少疹子，不敢去上学。他爷爷带他到了中医院，请老中医进行诊断。

老中医看到国捷的脸上、身上、手上都长了不少红色的斑疹，呈点状分布，背部最为密集，手掌和脚底却没有疹子。国捷爷爷说孩子已经耽误几天功课了，问老中医有没有快速治疗的办法。老中医问国捷爷爷孩子有没有其他症状，他说刚开始时孩子有点发热和咳嗽，还说不想吃东西，后来迅速长起了疹子，去其他医院开了一些药吃，咳嗽是治好了，可是疹子却越长越多。

老中医告诉国捷爷爷，孩子患

的是风疹，国捷爷爷点头说先前的医院也是这么说的。现代医学认为，风疹是感受风疹病毒引起的急性出疹性传染病，以轻度发热、咳嗽、皮肤出现淡红色斑丘疹、疹子肿大为特征。风疹分为潜伏期、前驱期、出疹期。前驱期阶段会出现低热、头痛、咳嗽、鼻涕、咽痛、呕吐、腹泻、牙龈肿痛等症状；出疹期阶段皮疹开始出现在面颈部，迅速扩展到四肢，背部比较密集，手脚掌无疹。

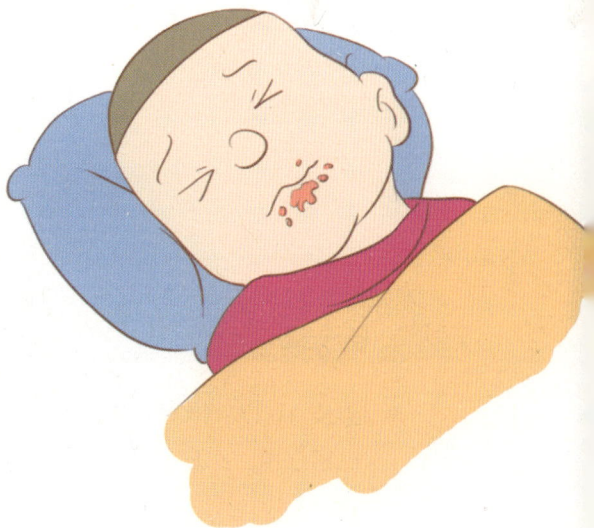

风疹多由于腠理不固，风邪乘虚侵袭，遏于肌肤而成，或体质虚弱，或饮食不当导致胃肠积热，复感风邪，使内不得疏泄，外不得透达，郁于肌肤之间而发。其分为风邪外袭、胃肠积热两种。该病主要由飞沫和人体亲密接触传染，四季都可发病，多发于冬春季节，感染后全身瘙痒，痊愈后能获得持久的免疫力。国捷的脉象为滑实有力、舌质红、舌苔黄腻，是胃肠积热型风疹。

老中医就问国捷爷爷，孩子是不是最近吃了湿热上火的东西，国捷爷爷说上个星期他们去海边玩，国捷很爱吃当地的芒果，吃了很多。老中医听完后，开了个清热解毒、降火祛湿的方子给国捷爷爷，让他回去就做给国捷吃。方子是梨皮绿豆汤，把梨皮与绿豆一起煎汁服用，1周后就能见效。

梨果皮具有清心润肺、降火生津的功效。绿豆味甘、性寒，具有清热解毒、消肿通气、补益元气、利尿下火的功效，常用于治疗中毒、风疹、呕吐，适宜热毒所致的皮肤病感染者食用。本方可清热解毒、透疹，适用于邪热内盛所致的小儿风疹。

另外要注意的是：患儿在发热期间应多休息，加强护理，保持室内空气新鲜；多给患儿提供营养充足且易消化的食物，饮食以清淡为主，忌吃煎炸油腻食物，多吃绿豆、莲藕、雪梨等清热凉血的食物；应防止患儿搔抓损伤皮肤而引起感染；少去人流密集处；避免与风疹病儿接触；避免直接吹风，防止受凉后复感新邪，加重病情；发热期间多饮水。

最灵老偏方：梨皮绿豆汤

- 梨皮 15 克，绿豆 6 克，用水煎服，每日 1 剂，7 天为 1 个疗程，可经常服用。此方具有清热解毒、降火祛湿的功效。

金银花连翘汤

金银花 10 克，连翘 10 克，板蓝根 10 克，紫草 10 克，赤芍药 6 克，黄芩 5 克，白茅根 10 克，芦根 10 克，竹叶 4 克，生甘草 4 克。用水煎服，每日 1 剂，分 2 次服用。此汤具有清热解毒的功效。

银翘菊花汤

金银花 10 克，连翘 8 克，菊花 10 克，板蓝根 10 克，牡丹皮 6 克，黄芩 8 克，柴胡 6 克，甘草 5 克。用水煎服，每日 1 剂，分 3 次服完。此汤具有除烦止渴、清热败火的作用。

豆腐绿豆汤

绿豆 30 克，豆腐 30 克，冰糖适量。将绿豆淘洗干净，放入锅中，加水适量，浸泡 1 小时后煮烂，加入豆腐，再煮 20 分钟，调入冰糖，使之融化即可。此汤具有清热解毒的功效。

清营粥

生地 15~30 克，竹叶 6 克，金银花 10 克，粳米 100 克。将生地、竹叶、金银花洗净，同入砂锅煎汤，取汁去渣，再入洗净的粳米，同煮为稀粥。每日 3 次，温热服食。此粥具有泻热透表的功效。

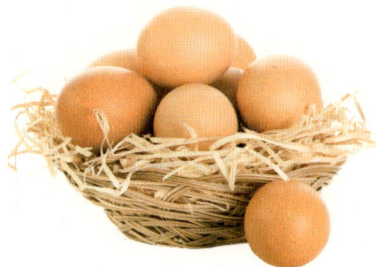

冬瓜鸡蛋汤

冬瓜、鸡蛋各适量。冬瓜去皮切片，鸡蛋打碎加盐调匀，先将冬瓜煮熟，再倒入鸡蛋，一起煮成汤即可。此汤具有清热祛暑、下火除湿的功效。

解疹粥

金银花、连翘、淡豆豉、竹叶、荆芥各 10 克，芦根 15 克，牛蒡子、甘草各 6 克，粳米 100 克。上 8 味药洗净煎汁，去渣，再煮洗净的粳米成粥，待粥将熟时，加入上药汁，煮 10 分钟即可。分 2 次饮用，早晚温热服。此方具有清热解表的功效，适用于温病初起、发疹等症。

西瓜汁

西瓜适量。去皮去子，榨汁服用。此方具有清热降火的功效。

金银花加甘草缓解湿疹之苦

前几天，老窦抱着孙女小珠到中医院看病。老中医看到小珠脸上、手上和耳朵后面密集着不少粟粒大小的疹子，不少带着少许小水泡，微微发红。由于抓挠，有些水泡顶部被抓破，呈明显的点状渗出小糜烂面。

老中医看到小珠又想用手去抓挠，赶紧制止，告诉小珠就算很痒也别挠，会感染发炎的。又问老窦孩子之前吃过药没有。老窦说前些天带孩子去看过医生，医生说是湿疹，开了一些药，吃了发现效果不大。老中医点了点头，一边问老窦孩子有没有吃什么刺激性的东西，一边给她把脉，小珠的脉滑，舌质较红，舌苔发黄，是湿热的表现。老窦说他们前阵子吃了好几次火锅。老中医说有可能就是吃火锅的原因。随后，老中医又问小珠的大便是不是很干硬，小便是不是发黄。小珠点头说是。

湿疹是由于多种内外因素引起的皮肤瘙痒剧烈的炎症，具有多形、对称、易反复发作等特点，常为内外因相互作用而发生。内因如慢性消化系统疾病、精神紧张、失眠、过度疲劳、情绪变化、内分泌失调、感染、新陈代谢障碍等，外因如生活环境、气候变化、食物过敏等均可导致湿疹的出现。外界刺激如日光、寒冷、干燥、炎热、热水烫洗、以及各种动物皮毛、植物、化妆品、肥皂、人造纤维等均可诱发。

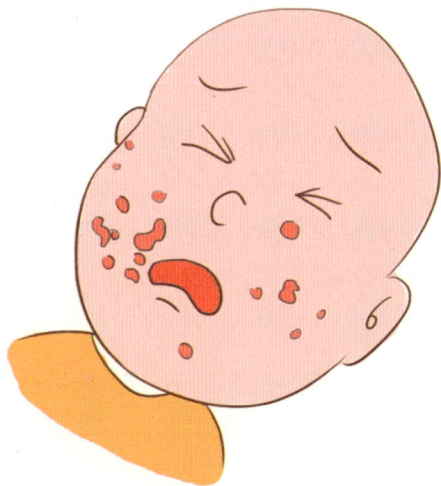

湿疹在中医学上称为"湿毒疮"或"湿气疮"。"毒"是指热毒，令身体产生排斥和敏感反

应，而这些热毒可能是由食物、药物或日常用品导致的。"湿"是指身体机能受湿阻导致受限。治疗湿疹需要根据不同的病因辨证施治，病因分为湿热并重证、风重于湿证、热重于湿证、脾虚湿蕴证、血虚风燥证等。像小珠这种属于热重于湿的类型，治疗需要清热解毒、凉血除湿。老中医给老窦推荐了金银花甘草汤，用金银花、生甘草、菊花煎水外洗或湿敷局部，几天就会好转。金银花味甘，性寒，归肺、胃经，具有清热解毒、疏散风热的功效，常用于治疗外感风热、热毒血痢，外用具有消炎杀菌、消毒解表的功效；甘草性平，味甘，有解毒止痛、补气益脾、调和药性的作用；菊花味苦，性平，味苦，具有清热解毒的功效，常用于治疗痈疽、丹毒、湿疹、皮炎。

对于湿疹的护理，简单地说，绝对不能做四件事：烫、抓、洗、馋。由于湿疹伴有奇痒，孩子会用手抓皮疹的部位，故而易造成皮肤破溃，而使病情进一步加重。环境因素（花粉、螨虫、空气干燥）和汗液、尿液等都可能引发幼儿湿疹。小孩户外活动要尽量在有遮蔽的地方进行，避免暴晒和风吹；尽量少去公共场所；衣服以棉布为主，注意冷热适当；家里最好不养宠物，以免动物毛发刺激引起湿疹；大小便后要及时清洗，以免尿液刺激。

最灵老偏方：金银花甘草汤

- 金银花 9 克，生甘草 6 克，菊花 9 克，煎水外洗或湿敷局部，每天 3 次，每次约 10 分钟。3 天为 1 个疗程。此汤具有清热解毒的功效。

更多食疗方

三黄汤

黄连 10 克，黄芩 6 克，黄柏 6 克，地丁 5 克，白鲜皮 5 克，甘草 3 克。上药煎水取汁，外搽患处。每日 1 剂，每日 3 次。此汤具有消肿解毒的功效。

苦丁菊花汁

苦丁 5 根，干菊花 10 朵，金银花 3 朵。将以上材料用热水泡一段时间，放凉后用纱布蘸搽在患处，1 天 3 次，连续搽 5 天。此方具有宣热散火的功效。

藿香佩兰汤

藿香 15 克，佩兰 6 克，白术 6 克，陈皮 6 克，山药 5 克，扁豆 5 克，牛蒡子 5 克，甘草 3 克。用水煎服，每日 1 剂，分 3 次服用。此汤具有清热、解毒、行气的作用。

绿豆粥

绿豆 50 克，薏苡仁 50 克，粳米 100 克。将上述材料一起煮成粥食用即可。此粥常用于治疗急性湿疹皮肤红斑，具有清热利湿的功效。

薏苡仁白茅根粥

白茅根 30 克，薏苡仁 200 克。先煮白茅根 20 分钟，去渣留汁，纳入薏苡仁一起煮成粥。每天服用 2 次。此粥适用于湿热蕴蒸型湿疹，具有清热凉血、除湿利尿的功效。

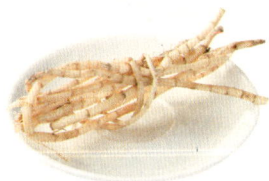

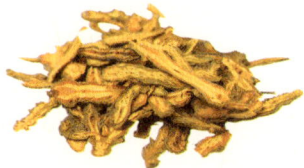

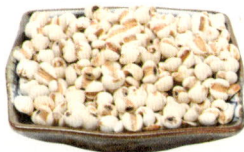

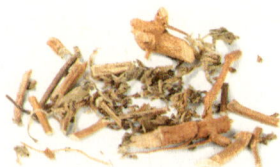

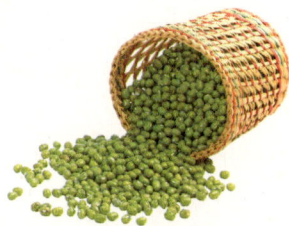

酷暑容易长痱子，清热祛暑绿豆粥

夏天，衣着清凉的年轻人总是充满生机，但炎热又让我们头痛不已，没伞都不敢出门，一不小心就把皮肤晒伤了。皮肤娇嫩的小孩还容易长痱子，这样的季节总让人爱恨交加。

这天晚饭后，老中医在小区公园里散步，遇到同住一幢楼的阿珍带着她女儿小媚在榕树下纳凉，看到小媚一直在抓脖子挠手臂，挠这抓那，活像一只小猴子。老中医就问她是不是有蚊子。小媚说没有，但是她背上、脖子上都是小红疙瘩，特别痒。老中医靠近一看，才发现小媚原来是长痱子了。阿珍说刚给孩子冲完澡，已经给她抹了爽身粉，可是不知道为什么不管用，依然还会长痱子。

痱子是夏季或炎热环境下常见的一种炎症性皮肤症状，虽然它不是什么险恶病症，但由于瘙痒难忍，也会给孩子带来不少烦恼。特别是小孩不懂得克制，痒了就抓，抓烂了容易感染发炎，引起其他症状。盛夏时节，应注意减少衣服，保持皮肤干燥有助于防止痱子的出现。

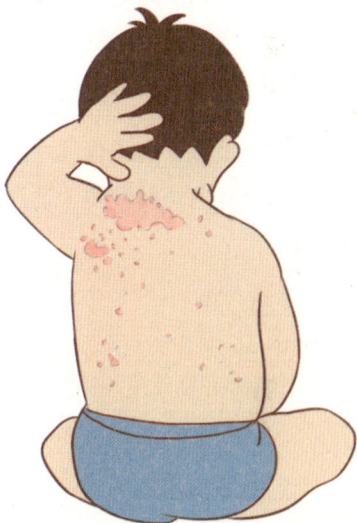

痱子是因天气闷热、汗泄不畅、热不能外泄、暑湿邪蕴蒸肌肤所致。故外治当以清暑解表、化湿止痒为主。夏季的时候可以做莲藕粥、绿豆粥等给孩子食用，可清凉解暑，也可防止小儿长痱子。老中医给阿珍推荐了荷叶绿豆粥：取鲜荷叶一大张，干品亦可，洗净，煎水适量，取煎汁先煮绿豆 20 克至开花，再加粳米 30 克，煮成稀粥，早晚服食。荷叶具有祛暑清热、和中养胃的功效；绿豆有清热利尿、解暑生津等功效，是夏季解暑必备食品，对治疗痱子有不错的效果。

一个礼拜过后，老中医和阿珍一家又碰见了，问起小媚的情况，阿珍说小媚的痱子全没有了，那个方子非常好用，还说改日要登门感谢老中医。

预防小孩长痱子，还有几点需要做到的：保持室内通风散热，适当降温，以减少出汗和利于汗液蒸发；要经常洗澡，保持皮肤清洁干燥；勤换衣服、枕巾，保持环境卫生；可以多食用具有清热解暑、生津止渴作用的凉性水果、蔬菜等，如莲子、冬瓜、西瓜、梨、番茄等。切记勿食辛辣刺激性食品以及性温助热、煎炸炒爆、燥热助火的食物，如羊肉、胡椒、辣椒、葱、姜、大蒜、韭菜、荔枝等；勿食过咸的食物，如酱制瓜菜和腌渍海味等；尽量避免在烈日下活动，外出游玩时，一定要准备遮阳帽、遮阳伞、太阳镜、防晒霜等；多喝凉开水。

最灵老偏方：荷叶绿豆粥

- 鲜荷叶一大张，干品亦可，洗净，煎水适量，取煎汁先煮绿豆 20 克至开花，再加粳米 30 克；煮成稀粥，早晚服食。可祛暑清热，和中养胃。可经常食用。荷叶、绿豆均有清热利尿、解暑生津等功效，是夏季解暑必备食品，适用于小儿长痱子。此粥可用于治疗长痱子。

更多食疗方

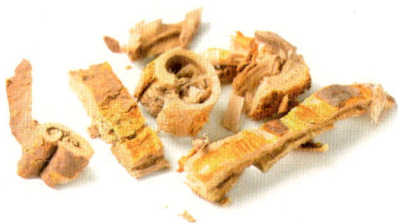

三豆汤

绿豆、红豆、黑豆各 10 克，白砂糖适量。将绿豆、红豆、黑豆分别洗净，并浸泡半小时。然后将三豆放入锅中，加水 600 毫升，小火煎熬成 300 毫升，连豆带汤喝下即可，宜常服。如汤中加薏苡仁 20 克，效果更好。此汤有清热解毒、健脾利湿的功效。

荷叶饮

荷叶、桑白皮各 20 克。荷叶、桑白皮分别用清水冲洗，一起放入锅中，然后加入适量清水煎煮，先大火煮沸后转小火续煮 20 分钟即可，代茶饮用。此方具有止痒、散瘀、止血、消炎的功效。

冬瓜荷叶粥

冬瓜 100 克，荷叶 20 克，粳米 50 克，盐少许。将粳米洗净，浸泡半小时；将冬瓜洗净去皮，切块；荷叶放入锅中，加适量清水煮 15 分钟，取汁去渣，将冬瓜块及浸泡好的粳米加入荷叶汁中，大火煮开后转小火煮成粥，最后加入盐调味即可食用。冬瓜具有利水消痰、除烦止渴、祛湿解暑的功效；荷叶可清心解暑、散瘀止血、消风祛湿。此粥具有清热解毒、去痱止痒的作用。

紫苏茄子

茄子300克，紫苏叶5克，调料适当。将茄子、紫苏叶、葱、蒜洗净备用。将茄子切成3厘米长段，放一点盐拌匀，腌渍5分钟后，茄子装盆隔水蒸熟。油热至七八成，加入盐、蒜、紫苏叶、葱，翻炒出香味。锅内加入小半碗水，与以上调料一起煮沸，浇入熟的茄子上食用。此方具有清热解毒作用。

金银花苦瓜汤

苦瓜200克，金银花15克。将苦瓜洗净切开，去子，再切成片，金银花稍微用清水冲洗，将苦瓜与金银花一同放入锅中，加适量清水煎煮20分钟，即可饮用。此方适用于各种热性病，如身热、发疹、发斑、热毒疮痛、咽喉肿痛等症，有清热解毒功效。

马齿苋汁温敷可止荨麻疹瘙痒

我们经常用"神龙见首不见尾"来形容一个人神出鬼没、来去无踪，医学上也有一些疾病是这种类型的，来得快，去得也快，例如荨麻疹。

采妮是个4岁的小姑娘，最近几天被荨麻疹折磨得烦恼不堪。前几天早上，采妮觉得脸有点痒，一看镜子发现脸上出现不少鲜红色的大大小小的斑块，还有轻微的发肿。采妮哇一声哭了，去找妈妈，指着自己的脸说："痒！"采妮妈妈见情况不妙，就赶紧带孩子去了医院。

医生告诉采妮妈妈，孩子得了荨麻疹，并建议给孩子吃药。采妮妈妈觉得孩子太小吃药不好，就把孩子带回家，想找中医看看。中午过后，斑块开始慢慢消退，到晚上基本看不出来了。一家子高兴不已，可是好景不长，第二天早上又复发了，他们觉得不能耽误孩子病情，经过多方比较后走进了中医院。老中医询问采妮妈妈孩子最近的饮食情况，孩子有没有吃什么特别的食物。采妮妈妈想了一会儿说家里前几天有人送了点海鲜来，孩子吃了一些。老中医说，可能是因为这个。

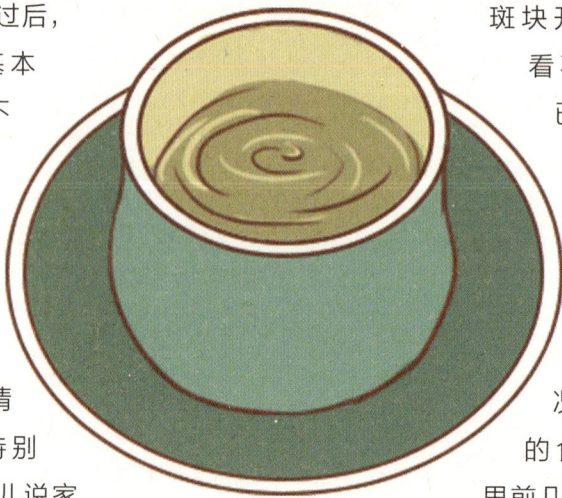

荨麻疹是一种常见的过敏性皮肤病，身体上冒出一块块形状、大小不一

的红色斑块，还会发痒。引起荨麻疹的原因很多，细菌、病毒、寄生虫、花粉、灰尘、化学物质，有的食物也能成为过敏源。小儿患荨麻疹相对大人而言，多是过敏反应所致，其常见多发的可疑病因首先是食物，其次是感染。该症迅速发生也会迅速消退，不会传染。

根据中医辨证论治的原则，荨麻疹分为风热型、风寒型、血虚受风型、脾肺两虚型等。采妮的脉象比较浮数，而舌苔薄黄，舌尖红，结合她的其他症状，基本可以确定她属于风热型荨麻疹，治疗在于清热止痒、疏风解表。据此，老中医就给她开了个方子，就是用新鲜的马齿苋煎汁，然后取汁温敷于患处就可以了，几日便可缓解。马齿苋味酸，性寒，无毒，具有清热解毒、凉血止血、散血消肿的功效，常用于治疗皮炎类急性红斑渗出期。

如果孩子得了荨麻疹，父母们要做好护理措施。尽量让孩子不去抓挠患处，以免感染发炎；可用冰块冷敷减轻瘙痒感；注重营养均衡，多吃青菜、水果；患儿不宜食用过多高蛋白质的食物，如鱼肝油、虾、鸡蛋、牛奶等，少吃或不吃辛辣及海鲜类的食物；注意卫生，做好家庭防螨；避免孩子接触花粉类物质，避免在树下、草丛等处活动；注意天气变化，做好保暖工作；患儿应穿着宽松透气的衣物，以免对患处造成刺激；保证孩子有充足的睡眠，以增强机体免疫力。

最灵老偏方：鲜马齿苋汁

- 新鲜马齿苋250克，煎水，取汁温敷于患处，每日2~3次，连续敷3天。此方具有收湿止痒、清热消肿的作用。

更多食疗方

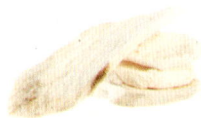
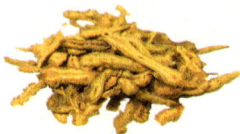
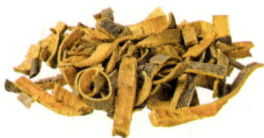
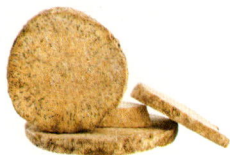

清热煎

马齿苋、艾叶、地骨皮、牡丹皮、蒲公英各 10 克，五倍子、薄荷、蝉衣各 5 克。加水煎煮 30 分钟后，待温后洗患处。此方具有利水消肿、消除尘毒的作用。

葛根连翘汤

葛根、连翘各 5 克，黄芩、甘草、茯苓各 3 克，黄连 2 克，大黄 1 克。用水煎服，每日 1 剂，分 3 次服用。此汤具有清热解毒的功效。

山药炖甘蔗

鲜山药 200 克，甘蔗汁半杯。鲜山药捣烂，与甘蔗汁和匀，炖热饮服，1日 2 次。此方具有益胃、滋肾、纳气的功效，可以帮助透疹。

姜糖豆腐羹

红糖 80 克，豆腐 250 克，生姜 6 克。共煮水，每晚睡前饮汤，连服 1 周。此羹具有温肺、补中益气的功效。

海带生姜糖浆

海带 250 克，生姜 30 克，红糖适量。加水熬成 450 毫升的浓液糖浆，每日服 3 次，每次 15 毫升，10 天 1 个疗程。此方具有温补肺肾的功效，常用于疹出不透。

三黄粉

大黄、黄柏、黄连、枯矾、炉甘石、滑石各 5 克，冰片 2 克。上药共研成细粉，每次换尿布时用温水洗净患处，擦干后，于患处扑上药粉适量，每日3 次。此方具有清热消肿的功效。

扁豆汤帮助远离手足口病

我们去医院时，经常会听到医生对孩子说："饭前便后要洗手，早晚刷牙需牢记。"这些浅显易懂的道理大家都知道，而小孩却不知道其中的重要性，没人监督时往往会置之不理，玩饿了就用脏手拿东西吃，睡前也不刷牙。这些不良的习惯可能导致疾病的产生，例如手足口病。

手足口病是由肠病毒引起的传染病，多发于5岁以下的儿童，表现为口痛、厌食、低热，手、足、口腔等部位出现小疱疹、小溃疡，可能会引起心肌炎、肺水肿等并发症，病情发展特别快的甚至会导致死亡。

小裕今年4岁，父母是经营废品回收站的。他经常趁着家长不注意就跑到废品堆里去玩，里面各种各样的破旧玩具对于小孩来说有着莫大的吸引力。小裕妈妈常常觉得脏，不让他去玩，不过总有看管不到的时候。日子久了，问题就来

了。小裕的手、脚和嘴巴上开始出现水泡，水泡退去后手、脚开始出现皮疹，并伴随着发热、咳嗽、全身不适。小裕的妈妈看到问题越来越严重，就带他去了医院。

医生检查后告诉她，孩子是得了手足口病，并给他开了一些抗病毒的药。吃药两天后效果不明显，孩子开始出现咽痛、恶心、呕吐。小裕妈妈气急，开始责备起了丈夫，说丈夫没看好孩子，所以孩子才得了病。她丈夫说现在吵也没用，再找中医看看吧。于是又带着孩子去

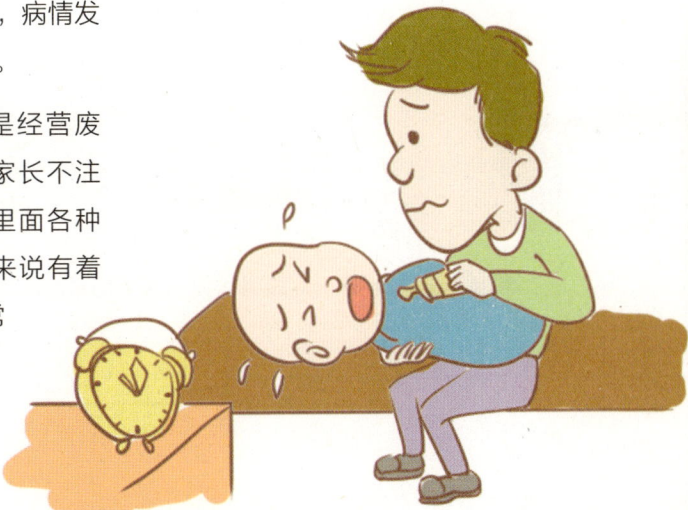

看中医。

诊断时，老中医看到小裕的手、脚、嘴巴上都有不少皮疹，红点星罗棋布。诊断过程中，小裕一直想用手去挠，都被小裕妈及时制止。手足口病属于"时疫"和"温病"的范畴，认为病因是外感时邪疫毒、内伤湿热蕴结、心火炽盛。"风毒湿热，随其虚处所著，搏于血气，则生疮。"老中医认为小裕正处于发疹期，治疗应该疏散风热、托毒外出、解毒透疹。

据此，老中医就给他推荐了扁豆汤，这个方子要用到灯芯草、扁豆、滑石粉，一起煎汁就行了，每日1剂，分2次服用，7天为1个疗程。灯芯草具有利水通淋、清心降火的功效，主治湿热黄疸、口舌生疮等；扁豆是一味补脾而不滋腻、除湿而不燥烈的健脾化湿良药；滑石粉清热解暑、祛湿敛疮，外治湿疹、湿疮、痱子。

小裕妈妈拿到方子后不停道谢，老中医叮嘱她，以后要多加注意，别让孩子接触不干净的东西了。手足口病初期会出现类似感冒的症状，发热情况可能持续4~5日。除了四肢，有时臀部亦会出现无痛的皮疹或疱疹，通常会在7~10日内消退。预防手足口病，需要从这几个方面着手：饭前便后、外出回来要用肥皂或洗手液给孩子洗手；不要让孩子喝生水、吃生冷食物；避免让孩子接触患者；孩子使用的餐具、个人用品应充分清洗消毒；保持家庭环境卫生，室内经常通风，勤晒衣被；避免到人群密集、空气流通差的地方。

最灵老偏方：扁豆汤

- 灯芯草5根，扁豆15克，滑石粉6克。用水煎服，加少许糖，每日1剂，分2次服用，7天为1个疗程。此汤具有清热除烦、解毒透疹的功效。

更多食疗方

石膏菊花汤

生石膏15克，菊花10克，连翘8克，竹叶8克，生地黄8克，大青叶10克，蝉衣10克，百部6克，甘草5克。水煎取汁，每日1剂，分2次服用。此汤具有清热下火的功效。

清热败毒汤

板蓝根12克，射干3克，山豆根3克，蝉衣3克，薏苡仁5克，紫草5克，鱼腥草10克，葛根5克，黄芩5克，甘草3克。用水煎服，每日1剂，分2次服用。此汤具有除烦止渴、生津润泽的功效。

黄连干姜汤

黄连3克，干姜6克，半夏3克，甘草6克，党参6克，苍术10克，茯苓10克，藿香6克，苏叶3克。用水煎服，每日1剂，分3次服用。此汤具有祛除寒气、固本培元的功效。

胡萝卜竹蔗汤

胡萝卜1根，白茅根15克，竹蔗1节，薏苡仁15克。将上述材料煲汤饮用。此汤可以增强抵抗力。

灯芯草鸡骨草汤

灯芯草10克，蝉蜕3克，木棉花1朵，鸡骨草10克，瘦猪肉50克。将上述材料煲汤饮用。此汤具有清心降火的功效。

金银花甘草茶

金银花6克，大青叶6克，绵茵陈15克，薏苡仁10克，生甘草3克。将上述材料用水煎服，1日分2次服用，连续5~7天。此方具有清热解毒、调理内脏的功效。

紫草二豆粥

紫草根、绿豆、赤小豆、粳米、甘草各适量。将上述材料煮粥口服。此粥可以解毒透疹、活血凉血。

薏苡仁豆粥

生薏苡仁10克，扁豆10克，绿豆10克。将上述材料煮粥口服。此粥可以补充维生素和铁，增强免疫。

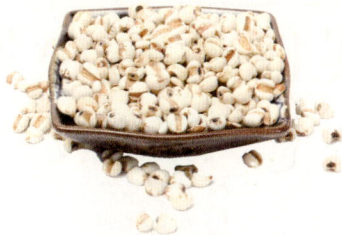

第六章
其他疾病小偏方

"望子成龙，望女成凤。"每位家长都希望自己的孩子能够勤奋上进、修身养性，最终成为社会的有用之才。然而，成长中出现的营养性疾病却时常困扰着孩子，令他们不能安心学习、健康成长，例如多动症让儿童不能集中注意力，肥胖症让孩子产生自卑感，佝偻病导致小孩骨骼发育不良，等等。

　　本章介绍了生活中常见的小儿营养性疾病，如缺铁性贫血、坏血病等。一般父母在孩子出现这些疾病时，通常会寻求药物和大量滋补品的帮助。但是，物极必反，药物会破坏孩子免疫力，大量滋补品容易导致营养过剩。其实我们身边有很多食物都是这些疾病的克星，把这些食物巧妙组合就能变成治病良药，也就是本章推荐的"偏方"，只要用对了症状，偏方往往能够出奇制胜。

山药鹌鹑粥给孩子补充营养

有一次老中医在散步，路上正好碰到同小区的牛大爷和他的孙子小权，小权看上去很瘦弱，正大口大口地吃着棉花糖。老中医摸了摸小权的头，说："零食还是少吃为好啊。"牛大爷摇摇头，和老中医聊了起来。原来小权的爸妈常年在外，把他交给了爷爷奶奶。奶奶很疼他，对孩子言听计从，这就养成了小权任性的性格，饭不爱吃，零食却不断口，嘴巴总是吃个不停。

前一阵子小权的爸妈回来，看到孩子这么瘦弱，就带小权去医院检查，结果医生说小权营养不良。他爸爸当时就很生气，说每个月寄那么多钱回家，儿子还营养不良。这让牛大爷他们有口难辩。老中医问牛大爷有没有给小权吃药。牛大爷说有，补钙补血的药吃了不少，还试了蛔虫药，不过效果不大。

营养不良通常是由于营养摄入不足、吸收不良或过度损耗营养导致，缺乏充足的营养素难以维护健康的生理功能，损害了健康。该症表现为消瘦型和水肿型两种，消瘦型的常见症状为矮小、消瘦、头发干燥、体弱乏力、萎靡不振；水肿型表现为全身水肿、皮肤干燥萎缩、无食欲、腹泻等。

该病的常见类型有积滞伤脾、脾虚气弱、气血两虚三种。不同的患病时期有不同的治疗方法。病初气虚未甚，积滞内停，应以消导为主，兼顾正气；病之中期，

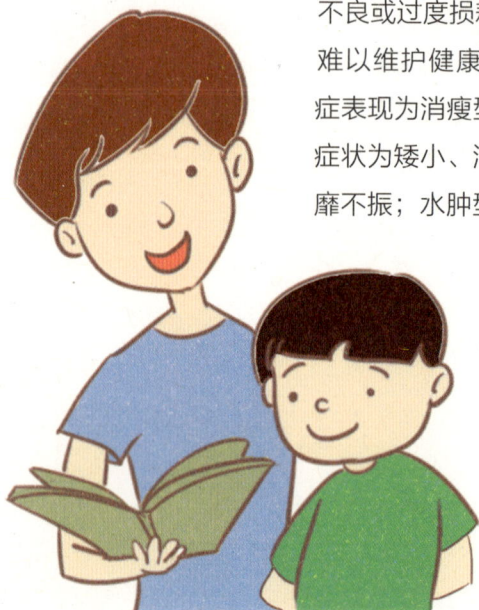

应权衡虚实轻重，区分主次，或先补后攻，或先攻后补，或攻补兼施；后期纯虚无实，则应以补益为主，但不宜大补。

老中医一边问起孩子的排便情况，一边给他把脉。牛大爷说小权经常拉稀，而且排便还不稳定。根据小权的脉象来看，脉细无力，舌苔薄腻，是脾虚气弱的表现。主要是由于饮食不调导致伤及脾胃，消化不良引起积滞，使得食欲下降，久而久之造成营养不良，治疗需要补脾养虚、健胃消食。牛大爷听老中医说得头头是道，就求老中医给开个方子。老中医思考了一番，给牛大爷推荐了山药鹌鹑粥，把山药和鹌鹑一起煮粥，连服7次就能见到效果，常吃更佳。山药味甘，性平，归脾、肺、肾经，具有补脾养胃、生津益肺、补虚养气的功效，常用于治疗脾虚食少、久泻不止等症；鹌鹑性平，味甘，药用价值高，被称为"动物人参"，《本草纲目》说鹌鹑"肉能补五脏，益中续气，实筋骨，耐寒暑，消结热"。

老中医还对牛大爷说，这个方子只能起到辅助治疗的作用，要想改变营养不良症状，还得要孩子养成健康的生活习惯，不然只能治标不治本。首先要把孩子爱吃零食的坏习惯给戒了，同时要做到饮食注意多样化，忌挑食偏食，多食用容易消化的食物，多吃蔬菜、水果；形成良好的作息，早睡早起；积极参加户外运动，运动有助于健胃消食，增加食欲和免疫力；定期健康检测，发现孩子出现问题时，及早加以矫治。

最灵老偏方：山药鹌鹑粥

● 山药 10 克，鹌鹑 1 只，粳米 50 克。将鹌鹑煮熟后与粳米和山药一同煮粥即可。隔天服用 1 次，7 天为 1 个疗程，可经常服。此粥具有补脾养胃、补虚养气的功效。

更多食疗方

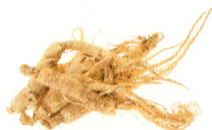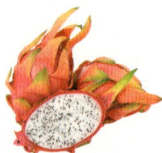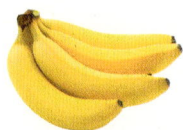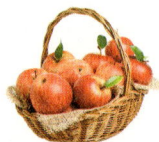

人参白术汤

人参 5 克，白术 10 克，山楂 9 克，神曲 6 克。用水煎服，每日 1 剂，分 2 次服用。此汤具有滋补元气、补脾益胃的功效。

神曲白术汤

神曲 6 克，白术 8 克，麦芽 9 克，茯苓 10 克。用水煎服，每日 1 剂，分 3 次服用。此汤具有补脾益胃、燥湿和中的功效，常用于治疗脾胃气弱、不思饮食。

麦片粥

麦片 100 克，黄油 10 克，牛奶 300 毫升，砂糖 15 克。将其一同入锅煮粥即可。此粥具有固气养气、强身健体的功效。

陈皮牛肉粥

陈皮适量，粳米 100 克，牛肉 200 克。将其一同煮粥即可。此粥可以促进消化、健脾养胃、补气养血。

红枣炖排骨

排骨 350 克，红枣 50 克，绿豆 50 克，调料适量。将排骨斩件氽烫，红枣洗净，姜切片，绿豆洗净待用。洗净锅，放入清水和以上材料，大火烧开后转中火煲 40 分钟即可。此方可以调养脾胃、改善营养不良症状。

北芪炖鲈鱼

鲈鱼 500 克，北芪 50 克。将鲈鱼宰杀，清理内脏，切片。把鱼肉与北芪同放在碗内，加适量水，隔水炖熟。此方可以健脾生肌，适用于消化不良导致营养摄入不足。

水果泥

香蕉 1 根，苹果 60 克，火龙果 100 克。水果洗净去皮，切成小块，放入搅拌机搅拌成泥，即可食用。此方具有增加食欲、促进消化的功效。

按摩攒竹穴治疗多动症

通常遇到生性好动、难调教的孩子，当家长的总会嗔怪，说这孩子没准是得了多动症。这里说的多动症，是指智力正常的小孩注意力涣散，情绪不稳定任性、冲动，以及不同程度的学习困难，言语、记忆、运动控制等轻微失调的一种综合性疾病。

多动症患儿往往注意力不集中、好做小动作、做事缺乏耐心、容易出错，因而这些患儿的学习成绩一般都较差。由于他们情绪改变快，难以控制自己，所以脾气大，在学校不遵守纪律，喜欢搞恶作剧，常让家长和老师大伤脑筋。近年来有人发现，儿童多动症与饮食有一定的关系，营养缺乏会引发小儿多动症。

小超是粮油店陈老板的儿子。有一次老中医去买大米，陈老板看到老中医，连忙请他去为自己儿子看病。小超今年7岁了，陈老板发现他注意力不集中，喜怒无常，就连学校班主任也说小超上课不安静，小动作不断，常在座位上扭动，还影响了别的孩子。

中医对多动症的表现概括总结为四点：神不宁、志无恒、情无常、性急躁。小超的行为举止基本符合这四点。老中医叫陈老板把小超叫出来诊断了一番，多动症患者神志异常的重要原因是阴阳失调，而陈超也属于这种症状，阳盛导致他燥热不安。治疗多动症，老中医建议陈老板使用按摩穴位的方法。宁神定志，

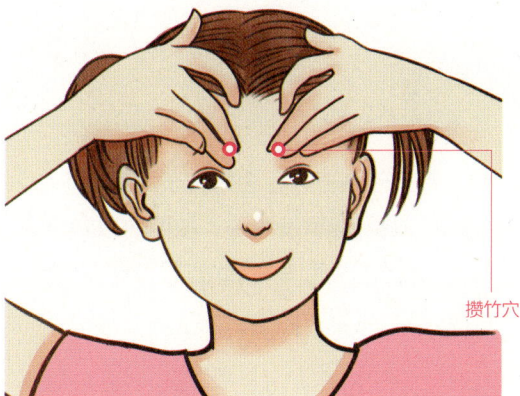

攒竹穴

167

临床上常取百会、攒竹二穴。这两个穴位都位于头部，百会穴与脑密切联系，主醒神聪脑；攒竹为足太阳膀胱经穴，主镇静安神，为安神要穴。针灸需要由专业中医师操作，日常家庭保健护理建议采用推拿按摩法，这种方法虽然见效慢，但安全可靠，按摩时以穴位有热感为度，坚持每天按摩，直至症状彻底消失。

1个月后，老中医再去陈老板的店买米，陈老板连声感谢，说小超的症状好转了，虽然还是有些好动贪玩，但是能坚持到把作业写完，情绪也稳定了不少，这对小超来说已经很不容易了。老中医跟陈老板说，孩子有异常表现时要多注意，不要认为这只是孩子的天性。早发现，早治疗，西医的诊断方法，配合传统中医疗法，可以获得更好的治疗效果，有助于恢复孩子的健康。

小儿多动症作为一种大脑功能失调引起的疾病，发病受多种外界因素的影响。因此，做好护理工作，要注意以下几点：家庭气氛要平和宁静；保证充足的睡眠，早睡早起；打理好孩子的饮食，要营养均衡。患多动症的儿童可多吃鱼，鱼类脂肪中含有大量不饱和脂肪酸，对脑细胞的发育有重要的作用，还可以改善脑功能，提高记忆力、判断力。另外，食用蛋黄、豆制品等，对多动症儿童也是有益的。

最灵老偏方：按摩攒竹穴

● 取百会、攒竹二穴。这两个穴位都位于头部，百会穴位于头顶正中心，攒竹穴位于眉头内侧边缘凹陷处。采用推拿按摩法，按摩时以穴位有酸、痛感为度。坚持每天按摩，直至症状彻底消失。此方具有提神醒脑、安神的功效。

更多食疗方

小麦当归汤

柏子仁 10 克，茯苓 10 克，当归 15 克，浮小麦 20 克，生龙骨 10 克，黄连 3 克，甘草 1.5 克。用水煎服，每日 1 剂，每剂分 2 次服用，先取 3 剂，停 5~10 天，继服 3 剂，2~3 个月为 1 疗程。此汤具有宁静安神的功效。

枸杞贞子汤

女贞子 15 克，枸杞 12 克，白芍药 10 克，生牡蛎 12 克（先煎），珍珠母 10 克（先煎），夜交藤 12 克。用水煎服，每日 1 剂，每剂分 3 次服用。此汤具有养肝补肾、安神的功效。

生麦饮

红参 3 克，麦冬、五味子各 6 克。水煎代茶饮，每日 1 剂。此方具有养血活血的功效。

大豆海带粉

黑大豆、酸枣仁、茯苓、海带、金针菜、胡萝卜各等量，将其加工为散剂。4~6 岁每次 10 克，每日 2 次；7~12 岁每次 15 克，每日 2 次，3 个月为 1 疗程。此方具有补脾养气、安神养心的功效。

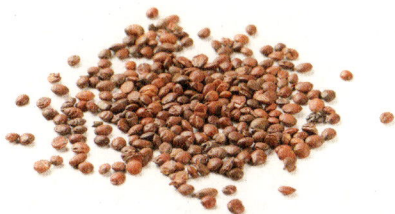

酸枣仁粥

酸枣仁 300 克，粳米 100 克。将酸枣仁加水 1500 毫升煎至 1000 毫升去渣取汁。粳米洗净后放入药液中煮粥，加少量盐调味即可服用。此粥有镇静安神、调节神经的作用。

胡萝卜苹果汁

胡萝卜 1 根，苹果 1 个。分别洗净，榨汁，每次服用 20 毫升，1 天服完。此方具有促消化、润肠通便、静心安神的功效。

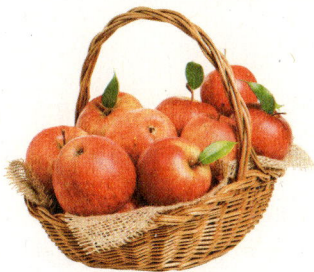

多喝冬瓜汤防止小孩肥胖症

现代人生活质量越来越高，可享用的食物也越来越多，但美食通常是高热量、高脂肪的食品，过多食用会给人带来一系列问题，例如肥胖。

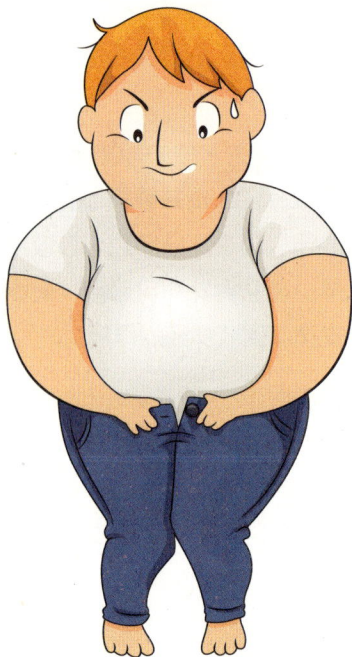

去年，移民国外的朋友老方回国省亲，带着儿子亮亮来老中医家做客。亮亮今年6岁，长得"虎背熊腰""大腹便便"。出国两年学得一口流利的英语，母语倒荒废了不少。老方无奈地说，小孩子容易受到环境影响，这是没办法的。老中医问老方亮亮平时吃什么。老方说这孩子特别喜欢吃汉堡和喝可乐，外国孩子都是把这些当主食，亮亮也学他们。亲戚朋友送了不少补品，孩子的妈妈也不节制，经常给孩子吃。老中医告诉老方，这都是高热量的食品，难怪亮亮会发胖了，以后注意饮食还是可以调整回来的。

肥胖分为单纯性和继发性，继发性多是由于别的疾病引起的。脾为"后天之本""气血生化之源"，脾胃会影响到其他脏腑，脾胃失常会导致脏腑功能失调，导致阴阳不合，气机不畅，湿蕴化热，代谢紊乱，溢于腠理，引发肥胖。单纯性肥胖主要分为痰湿内阻、湿热内蕴等。老中医发现亮亮的脉象弦滑有力，苔黄厚，是湿热内蕴的单纯型肥胖的表现，治疗需要清热润湿。

老方便向老中医寻求减肥的良方，见老方有意帮助亮亮减肥，老中医就给老方推荐了冬瓜汤，食材要用到冬瓜、陈皮、姜和葱，每天吃1次，1个月后就有效果。冬瓜性微寒，味甘，入肺、脾经，具有清热解毒、祛湿润燥、利尿消肿、除烦止渴的功效。冬瓜中的膳食纤维，可以降低胆固醇和血脂，防止脂肪堆积，减肥效果很可观；陈皮具有理气健脾、燥湿、帮助消化的功效；姜具有健胃祛寒的作用。

老方问老中医喝这汤就可以了吗。老中医说这还不够，还有几个方面你也要注意一下：首先是父母要起到好的带头作用，引导孩子形成健康的生活作息，早睡早起；平衡膳食，遵循少糖少油的原则，保证蛋白质和维生素的摄入，饮食多样化，避免孩子挑食、偏食；多参加体育运动，和孩子一起分担家务，有助于消耗脂肪，防止肥胖；保持心情愉悦等。

今年再见到亮亮，比起去年他又高大了一些，不过整个人看上去很健康，小肚子也缩了回去，家附近的小朋友也不敢叫他小胖子了。问起原因，老方说那个方子他经常做给亮亮吃，确实有效果。吃了一阵子，整个人的气色看起来好了不少。另外，他们夫妇天天在家做饭，亮亮也吃不到汉堡了。

最灵老偏方：冬瓜汤

● 连皮带子冬瓜 500 克，陈皮 3 克，葱段、姜片、盐、味精各适量。洗净冬瓜，切成块，放锅内，加陈皮、葱、姜片、盐，并加适量水，用文火煮至冬瓜熟烂，加味精即成。1 天服用 1 次，1 个月为 1 个疗程。可经常服用。此汤具有清热解毒、祛燥润湿的功效。

更多食疗方

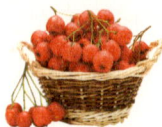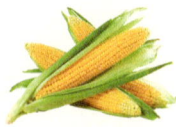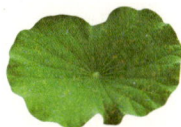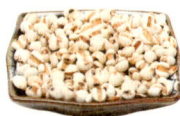

山楂冰糖水

取生山楂 10 克、冰糖 6 克，煎水，常饮。本方可开胃消食、降低血脂。

海带话梅水

海带 50 克、话梅 8 个，加清水 400 毫升，煮开待温，分次饮用。此方具有促进消化、温脾健胃的功效。

玉米白菜干汤

鲜玉米 100~150 克，白菜干 50 克，新鲜猪骨 100 克。三者洗净，共放砂锅内加适量清水，煲汤饮用。此汤具有热量低、营养高的特点，可以帮助减肥。

黄豆海带汤

鲜黄豆 50 克，海带 30 克，新鲜猪骨 100 克。三者洗净后，同放砂锅内，先用中火，再用文火煮汤，调味后饮用。本汤具有促进消化、改善便秘、排毒养颜的功效。

清炒豌豆苗

选新鲜豌豆苗 150 克，洗净后加适量味料及植物油，放铁锅内，用中火炒熟食用。此方具有营养价值高、热量低的特点，有助于减肥。

三色糯米饭

红豆、薏苡仁、糯米、冬瓜子、黄瓜适量。将红豆及薏苡仁用清水洗净，放进锅内蒸 20 分钟。将糯米及冬瓜子洗净加适量水至锅内一起蒸熟。起锅后撒上黄瓜丁即可食用。此方可减缓肠管对脂肪的吸收，降低血脂血压。

荷叶薏苡仁煎

荷叶 1 张，薏苡仁 20 克，用水煎服。每日 3~4 次。服用此方后可以在肠壁形成脂肪隔离膜，有效阻止脂肪的吸收。

栗子核桃粥帮孩子远离佝偻病

小芳是个年轻的妈妈，在家开淘宝店，有个儿子叫文华，今年4岁。小芳的丈夫是做生意的，长时间在外跑，无暇顾及孩子。而小芳只顾着开店，经常忽视对小孩的照顾。小孩不仅在饮食上没有得到很好的照顾，在运动、智力开发等其他方面也没有得到提高，小芳基本没时间陪孩子。

日子看似平静地过去了，忽然有一天，她发现孩子夜里睡得不安稳了，多汗，还一惊一乍的。走路动作很迟缓，姿势也有点不自然。一次带他去逛街，没走多远他就说走不动了，然后一屁股坐在地上。晚上给他洗澡的时候发现文华的骨头好像有些变形，特别是胸肋和小腿，肌肉也很松弛。这下把小芳吓坏了，第二天赶紧带孩子去医院，医生说文华已经是佝偻病初期了。给他吃了一些西药，见效并不是明显，小芳就把孩子带到了中医院。

老中医告诉她，佝偻病是因为先天秉赋不足，后天调养失衡、脾肾不足引起的身体反应。现代医学认为，佝偻病是以维生素D缺乏导致钙、磷代谢出现紊乱，骨骼钙化产生障碍而引起的身体反应。该病的主要原因是日晒少（皮肤经紫外线照射后，可使维生素D转变为人体所需的钙）、营养摄入不足、吸收障碍等。小芳听老中医说得严重，连忙问该怎么治疗。

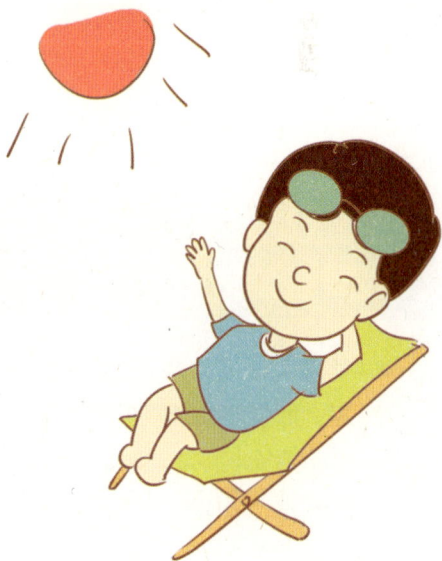

老中医跟她说，佝偻病的病情发展比较缓慢，前期通过治疗可以痊愈并不会留下后遗症。小芳听后两眼放光，但又有点疑惑。老中医随即给文华看病，发现文华肝肾亏损比较严重，气血也有些不足。文华由于跟着妈妈饮食不定，时间一长导致脾胃功能失调，肠胃吸收出现障碍，进而影响到肝肾，治疗应该调整生活作息，调理脾胃，并补益肝肾、气血。

老中医给小芳推荐了栗子核桃粥。栗子具有养胃健脾、补肾强筋的功效，对人体有很好的滋补作用，它包含各种不饱和脂肪酸和维生素，对肾虚、骨质疏松的患者有很大的帮助；核桃具有补气养血、滋补肝肾、健胃养脾等功效，治疗盗汗、神经衰弱、腰酸腿软、筋骨疼痛等症效果明显。

老中医还告诉小芳，要想根治这个病，单单一个食疗方并不够。还需要孩子多晒太阳，治疗佝偻病最简单易行的办法就是进行阳光浴，适量的紫外线能使得体内合成维生素D，帮助孩子增强体内营养物质的吸收能力，强健筋骨；多进行体育锻炼，促进小孩骨骼发育，增强免疫力；饮食上注意营养均衡，切勿饮食单调，多食用动物肝脏、鱼肝油等。

此后，小芳开始花时间陪孩子玩耍，参加户外运动，并自己动手做饭，改善饮食。1年之后，小芳打电话告诉老中医，说自己前几天带孩子去体检，医生说孩子已经恢复得差不多了。

最灵老偏方：栗子核桃粥

● 栗子、核桃仁各50克，大米100克。将栗子、核桃切成粒，大米洗净。取煲将大米煲至开花后加入栗子、核桃仁，再煲20分钟，调味即可。每天吃2次，连续吃1个月，可经常服用。此方具有养胃健脾、壮腰补肾、活血补气的功效，可用于辅助治疗营养缺乏性佝偻病。

更多食疗方

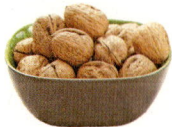 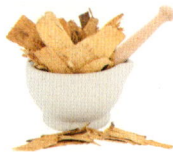 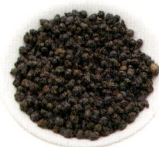 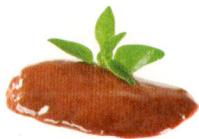

盐核桃

核桃 250 克，粗盐 250 克。核桃撬开剥去外壳。粗盐放入锅内用武火炒热，然后倒入核桃肉，不断翻炒至熟，起锅后筛去盐粒，装瓶备用。每次取 10~20 克食用，每天吃 1~2 次。此方具有补血养血的功效。

黄芪苍术汤

黄芪、菟丝子各 20 克，牡蛎、苍术、麦芽、甘草各 10 克。水煎取药液 200 毫升，3 个月内患者每次服用 5 毫升，3~18 个月患者每次 10 毫升，18 个月以上者每次 15 毫升，每日 3 次。此汤具有养气补肾的功效。

龟壳粉

龟壳 1 个。将龟壳用清水浸泡 3 天，每天换水。刮去污垢，放入砂锅内，加水用文火煮，每天煮 8 个小时，连煮 3 天，取出晒干，碾为细末。用温开水吞服，每次 1 克，每天 2~3 次。此方具有固本培元的功效。

排骨面条

猪排 250 克，胡萝卜 25 克，卷心菜 50 克，盐、味精适量，面条 50 克，猪肝 25 克。将排骨洗净斩块下锅。加清水适量，水沸后撇去浮沫，置小火上煮约 1 小时，然后取出排骨。猪肝洗净剁成泥，胡萝卜、卷心菜洗净切成米粒小丁。将胡萝卜丁、卷心菜丁和猪肝泥入油锅炒至呈牙黄色，加入排骨汤适量，烧开，放入面条煮熟，加盐、味精调味。每日 2 次，温服。此方可以补肾养血。

黄芪猪肝汤

黄芪 30 克，五味子 3 克，猪肝 50 克，猪腿骨 500 克。将猪腿骨与五味子、黄芪一起加水煮沸，煮 1 小时，滤去骨与药渣，将猪肝切片入汤内煮熟，加盐调味，吃肉喝汤。此汤具有养肝补虚的功效。

枸杞猪肝汤赶跑小儿坏血病

在生活中，人体所需的维生素 C 看似很容易得到，坏血病与我们普通人好像很遥远。实际情况并非如此，很多情况会导致坏血病。

小刚是个刚满 1 岁的孩子，普通孩子 8 个月的时候就已经添加辅食了，小刚却还是奶粉喂养。小刚妈妈赵女士觉得，自己喂养的奶粉都是外国进口的，应该没什么问题。可是问题偏偏来了，小刚先是出现厌食，紧接着牙龈开始肿胀出血，脸色渐渐苍白，手脚发肿，皮肤上还出现了一些瘀点。赵女士慌了，带孩子到医院检查后，医生告诉她孩子是得了坏血病，可以通过静脉注射，补充维生素 C。治疗了一段时间，小刚有所好转。赵女士觉得孩子太小，就想着再找中医来调理一下比较稳妥。

中医认为，坏血病是由于饮食不当导致气血亏损、脾胃失调，进而产生一系列相关的症状，特征为出血、类骨质及牙本质形成异常。儿童主要表现为骨

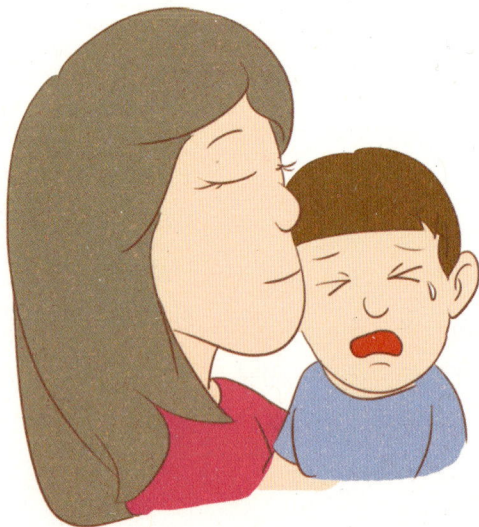

骼发育出现障碍、肢体肿痛、假性瘫痪、皮下出血等。

　　看到小刚一副很疲倦的样子，老中医忙问赵女士孩子的饮食起居情况。得知小刚一直是奶粉喂养而没有添加其他辅食时，老中医立即意识到了问题所在。人工喂养容易使得小孩缺乏维生素C，人乳中的维生素C基本可以满足婴儿的需要，而奶粉或牛奶中的维生素C的含量远不如人乳，且经过储存、稀释、加工、消毒灭菌等处理之后，维生素C更是消耗殆尽。另外，消化、吸收障碍和消化不良也会导致维生素C的吸收不足。小刚由于长时间奶粉喂养而未添加相应的辅食，饮食单调，缺乏营养导致气血不足、肝肾亏损。治疗需要补血养血、补肝养肾，并同时补充维生素，中西结合治疗。据此，老中医给赵女士推荐了枸杞猪肝汤，把枸杞叶和猪肝一起煮汤，每天喝1次，服用2周后就可见效。枸杞味甘，性平，归肝、肾、肺经，具有养肝滋肾、润肺明目、益精养血的功效，常用于治疗肝肾亏虚、目视不清等症，《本草经疏》说它润而滋补，兼能退热，而专于补肾、润肺、生津、益气；猪肝具有补肝养血的功效，且含有大量的维生素。

　　此外，老中医还跟赵女士说，预防坏血病，还要注意这几点：帮助孩子形成良好的生活作息，早睡早起；饮食注意多样化，每天应该保证足够的蔬菜、水果摄入量；合理烹调，不宜过度煮沸，破坏食物的营养；多参加户外运动，增强抵抗力。

最灵老偏方：枸杞猪肝汤

● 新鲜枸杞叶100克，猪肝250克。先将锅烧热，用食用油滑锅，入猪油，加猪肝，煸炒至色泽发白，再加入开水，煮沸，放入枸杞叶，调味即可出锅。1天1次，半个月为1个疗程。此汤具有补肾益精、养肝活血的功效。

更多食疗方

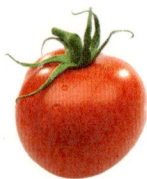 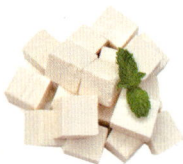 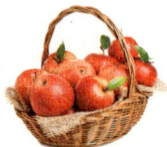 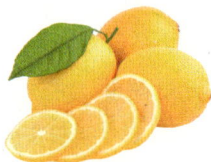

凉拌番茄

番茄适量，将番茄洗净切块，拌入白糖即可。此方可以补充人体所需的维生素C，有助于防治坏血病。

萝卜豆腐汤

萝卜250克，豆腐2块，豆油9毫升，葱、胡椒粉、芫荽各适量，放锅内稍煮服食，常服。此汤可以补充维生素，具有健胃消食、增强免疫力的功效。

炒柿子椒

柿子椒250克，洗净，用手掰成小块，下锅用油炒至外皮稍皱时加入盐、白糖适量和少许水，翻炒数下即可，常食。此方具有增进食欲、帮助消化的功效。

柠檬汁

将柠檬洗净，横切成2毫米厚的片，去种子后直接放入杯中沏凉开水，加入适量冰糖即可饮用。此方可以补充人体所需的维生素，有助于治疗坏血病。

天麻炖鸽子

乳鸽1只，天麻5克，火腿10克，香葱3棵，生姜1小块，高汤3大匙，料酒1小匙，食盐1小匙，味精适量。将鸽子宰杀洗净，放入沸水中焯过。火腿和姜切片。葱洗净打结。把鸽子、火腿、天麻、高汤、料酒、葱结、姜同放入碗内，放入蒸锅蒸2小时，取出，拣去葱、姜，加入盐、味精调味即成。本方可以补血养气、熄风止痉，可用于治疗坏血病。

苹果泥

苹果1只，温水适量。苹果去皮，置于食物调理器上磨成苹果泥，将磨好的苹果泥放在滤网上用勺子轻压出汁。挤出的苹果汁加入适量温水调匀即可装入杯中饮用。此方可以补充人体所需的维生素，可用于治疗坏血病。

菠菜猪肝汤帮孩子向缺铁性贫血说"不"

一天老中医接到一个咨询电话，电话那头的丁女士说，女儿叫丽娜，这两天丽娜经常说头晕眼花，耳朵老响，自己看她脸色苍白得有些吓人，又没有感冒，最近更是吵着说睡不着，不知道该怎么办才好，所以打电话咨询一下专家。老中医告诉丁女士先别急，这些症状听上去有点像贫血，并让丁女士先给女儿泡一杯枸杞茶喝，明天带女儿到医院来看看。

第二天丁女士带着她4岁的小女儿如约而至。丽娜看起来有点憔悴，眯着眼睛，不断打着哈欠。老中医问起小孩的饮食，丁女士说这孩子有点挑食，喜欢吃的菜就吃得多，不喜欢的菜碰也不会碰。把她送到幼儿园半年多了，这孩子一直说园里的菜不好吃。她怕饿着孩子，就经常买一些饼干、巧克力放在书包里。老中医笑着说，这可能就是病因所在了。

老中医看丽娜脉比较细弱，舌苔比较薄腻，正是脾气虚弱的表现。随后，老中医又问丁女士有没有留意孩子的排便，丁女士说："孩子排便不稳定，最近经常拉稀。"老中医接着又看了看孩子的指甲和手掌，然后判断说："孩子是气血不足，也就是现在常说的缺铁性贫血。"丁女士很是惊讶："不会吧，现在的孩子营养这么好，还会贫血？"

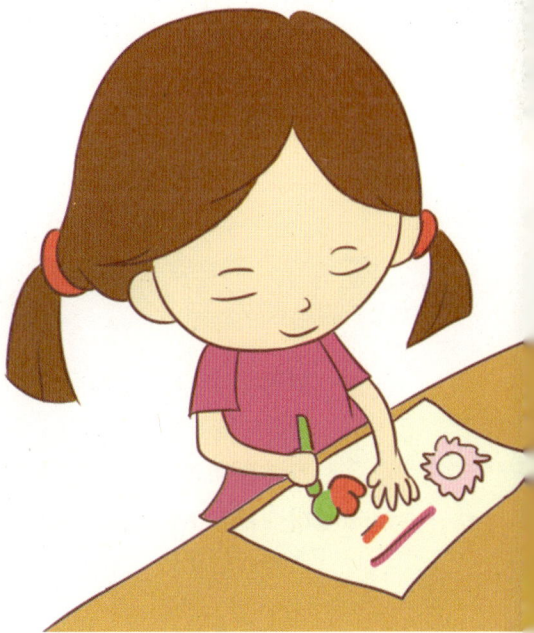

老中医告诉她，虽然现在的生活水平很高，但是这种疾病还是很常见，多数是由于小孩挑食、偏食等不良的饮食习惯导致的。该病常见的症状为头晕目眩、乏力易倦、心悸眼花、耳鸣、食欲下降、恶心、便秘、面色苍白或萎黄等。该症有两种类型，一种是脾气虚弱型，一种是气血两虚型。丽娜属于第一种，饮食不当和经常吃零食导致气血不足，脾胃损伤，治疗需要补血养血、补脾养虚。

据此，老中医推荐她给丽娜多吃菠菜猪肝汤，用菠菜和猪肝煮汤，每天喝1次，7天就可见效。菠菜富含铁，铁是人体的造血原料之一，经常吃菠菜的人面色红润，光彩照人，菠菜还具有帮助消化、润肠通便、促进人体发育的功效；猪肝性温，味苦，归肺经，具有补肝明目、补脾养虚、活血养血的功效，常用于治疗血虚萎黄、目赤、水肿、缺铁性贫血等。

另外，需要提醒的是，家长们要引导孩子形成健康的饮食习惯，不挑食、偏食，饮食要多样化。

最灵老偏方：菠菜猪肝汤

- 鲜菠菜 200 克，猪肝 100 克，油 15 毫升，盐少许。将菠菜洗净，切碎；猪肝切成小薄片，用油、盐拌匀，备用；锅中加清水 500 毫升，煮沸后加入菠菜及猪肝，煮至猪肝熟即可。喝汤，食菠菜及猪肝，每日 1 剂，1 次食完，可长期食用。此汤具有健脾补虚、滋补肝肾、补血养血的功效。

更多食疗方

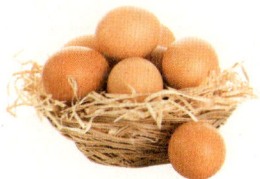

阿胶蒸鸡蛋

阿胶 6 克，捣成细末，将 1 枚鸡蛋打碎后，同阿胶末置小碗内，加黄酒、红糖适量，搅拌。加水少许，隔水蒸成蛋糊，每日服 1 次。此方具有养血补血的作用。

黄芪党参汤

黄芪 10 克，党参、熟地、酸枣仁、白术、茯苓各 7 克，当归、陈皮、白芍药各 6 克，炙甘草、川芎、远志各 5 克。用水煎服，每日 1 剂，分 3 次服用。此汤具有补气养神的功效。

桑葚糯米酒酿

鲜桑葚 1000 克，糯米 500 克。鲜桑葚洗净捣汁（或以干品 300 克煎汁去渣），再将此汁与糯米共同烧煮，做成糯米干饭，待冷，加酒曲适量，拌匀，发酵成为酒酿，每天食用。此方适用于肝肾亏虚导致的便秘、耳鸣等症，补血效果显著，并能补中益气。

当归红枣排骨

排骨 200 克，枸杞适量，红枣 20 克，当归 4 片。将排骨洗净斩块，放入砂锅，加入枸杞、红枣、当归，也可放点葱、姜片，大火烧开，再小火炖至排骨酥烂，放盐、鸡精调味即可。以上几种食材配在一起炖煮，具有滋阴润燥、补血美颜的作用。

黑枣桂圆糖水

黑枣 20 克，桂圆肉 10 克，红糖 25 克。将黑枣、桂圆肉洗净，放火锅中；加清水 500 毫升，再加红糖调匀煮熟或隔水炖 40 分钟即可。趁热饮糖水，食枣及桂圆肉。每日 1 剂，1 次食完，可长期食用。此方具有补血养血的功效。

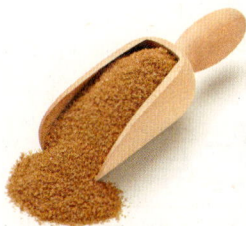

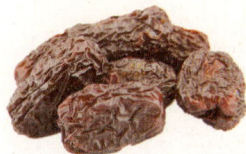

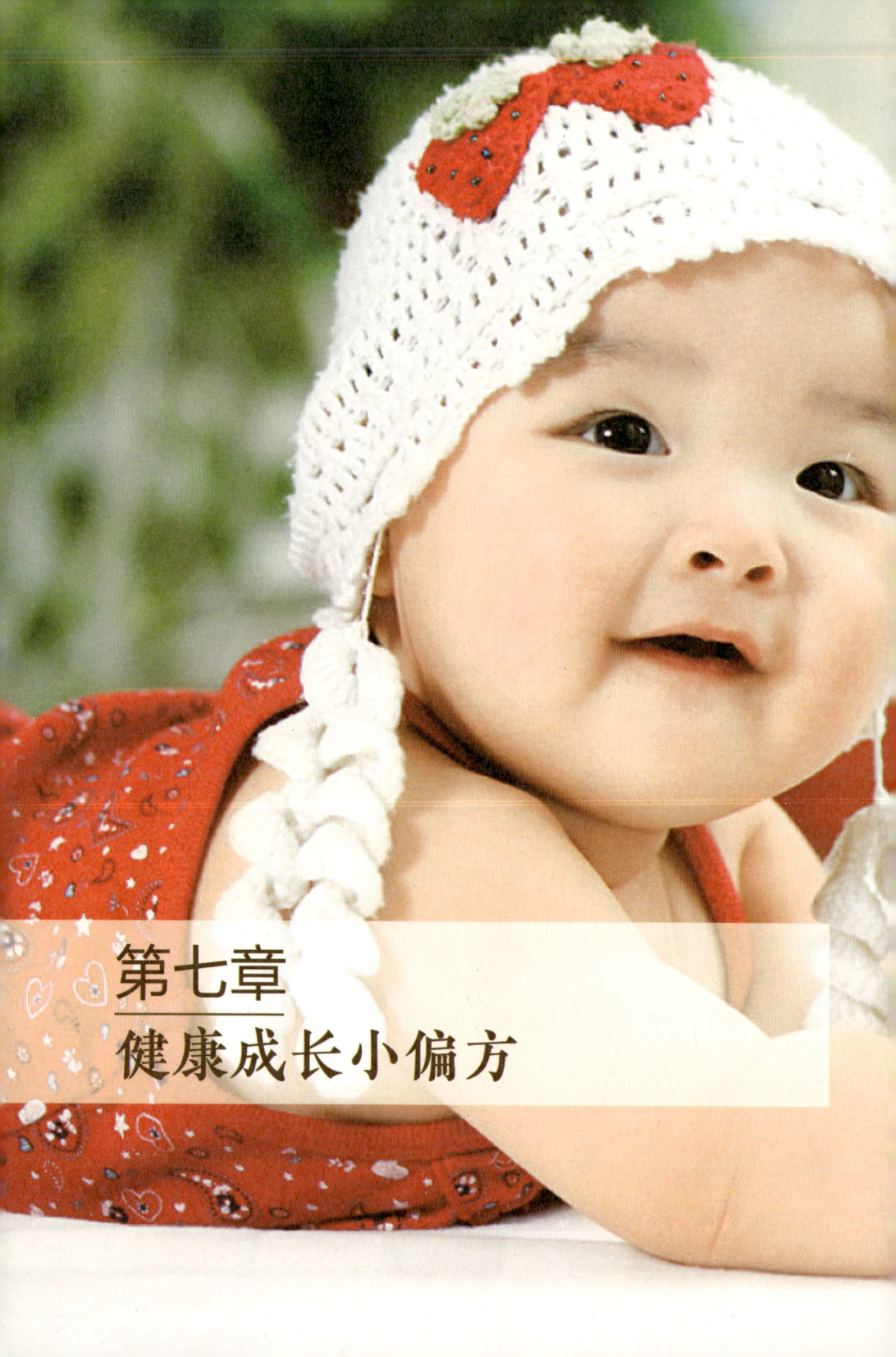

第七章
健康成长小偏方

"一目十行，过目成诵"是人们广为推崇的学习境界，这种境界离不开聪明的大脑和明亮的眼睛。天下的父母都希望自己的孩子耳聪目明、智力过人，赢在起跑线上。但期望和失望是对孪生兄弟，很多孩子的成长往往不尽如人意。

　　本章介绍了一些在孩子成长过程中经常出现的问题，例如免疫力低下、身材矮小、大脑不灵敏、视力不佳、注意力分散等，通过分析典型的案例，推荐出适宜的偏方，希望父母们可以根据自家小孩的症状来选择，并能有所获益，帮助孩子健康成长。

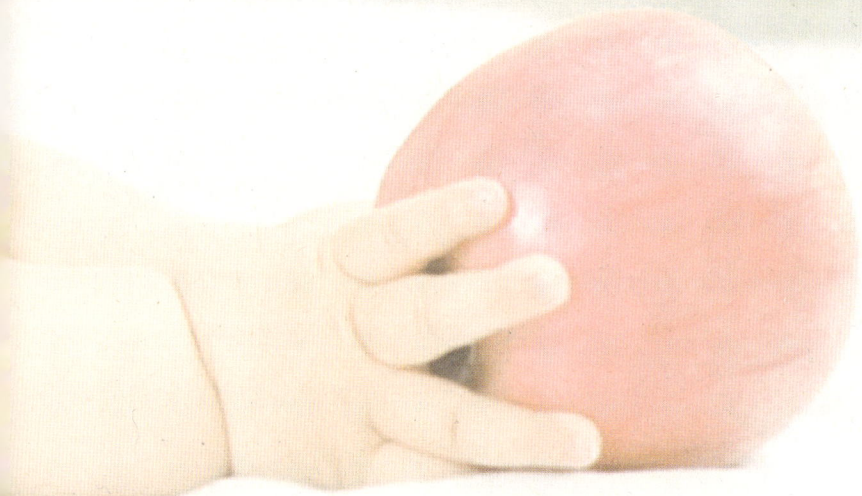

陈皮红枣姜茶强健孩子脾胃

俗话说"病从口入"，疾病多是由于饮食不当带来的。特别是对于肠胃发育尚未完善的孩子来说更是如此，不良的饮食习惯很容易伤及脾胃，导致腹胀、腹泻、便秘等问题出现。这些问题可大可小，出现的时候会让孩子和家长痛苦不堪。我们要预防这些情况出现，一方面要合理控制孩子饮食，养成良好的饮食习惯；另一方面，药补不如食补，可通过一些食疗方，强健脾胃，从而减少疾病发生的可能性。

小颖是老中医的患者，今年7岁，是肠胃虚弱的典型代表，平时稍微吃点油腻食物就可能导致腹泻不止。有一次，他和外婆去逛街，孩子贪吃，非得吃街边的油炸鸡腿。当晚，小颖就拉起肚子了，一个晚上拉了好多次，最后拉不出什么，还出现了轻微的呕吐，直说肚胀，然后又哭了起来。小颖的爸爸李峰第二天一大早就把他带到老中医的医院来。

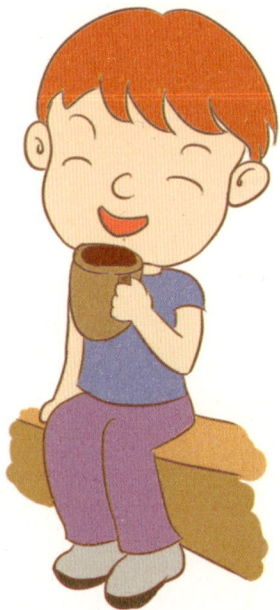

脾胃虚弱是中医名词，多是因为饮食失调、过食生冷油腻等所致，分为脾胃气虚、脾阳虚、胃阴虚三种类型。脾胃气虚症状主要表现是气短乏力、头晕、胃胀、胃痛、呃逆、食少、饭后胀满、大便溏泻、面色萎黄；脾阳虚主要表现是胃腹冷痛，食生冷油腻就会腹痛腹泻，大便稀；胃阴虚主要表现在虚火上炎，口干、容易饥饿，胃酸、隐痛不适，口舌生疮等。

通过询问小颖的排便情况和望闻问

切，老中医判断小颖属于脾阳虚型，脾胃对油腻生冷食品的消化能力不足，引起腹胀、腹泻，治疗需要从排气、通胀入手。于是老中医给李峰推荐了陈皮红枣姜茶，做法简单，煎汁饮用，每天都要喝，1周就可见效。

陈皮性温，味苦，归脾经、胃经，具有理气健脾、和中健胃、行气除胀的功效，适用于治疗胸腹胀满、消化不良、恶心呕吐以及脾虚导致的饮食减少等症；红枣有补中益气、养血安神的功效，可辅助治疗脾胃湿寒导致的腹泻；姜具有镇吐、活血祛寒、增加食欲、促消化的功效。三者都是强健脾胃的良品。

李峰听后就要回家给孩子做这个茶，老中医还跟他说如果孩子不思饮食，可以给小颖煮一些白粥，这也是清理肠胃的好方法。强健脾胃可从这几方面入手：饮食是关键，三餐应定时、定量、不暴饮暴食、以素食为主、荤素搭配，要常吃瓜果蔬菜，满足机体需求和保持大便通畅；少吃刺激性和难于消化的食物，如油炸、油腻、生冷、酸辣、干硬等食物；保持良好的情绪有助于保养脾胃；适当运动能增强人体的胃肠蠕动，加快消化。

最灵老偏方：陈皮红枣姜茶

- 陈皮 20 克，生姜片 10 克，红枣 5 个。将以上材料放入锅中，大火煮开后转小火煮 25 分钟即可。每天 1 剂，7 天为 1 个疗程，可经常饮用。此方具有理气健脾、和中暖胃、祛寒活血的功效。

更多食疗方

茯苓莲豆粥

白茯苓 10 克，陈皮 10 克，甘草 5 克，莲子 20 克，扁豆 30 克，粳米 30 克。先将白茯苓和陈皮、甘草熬水，去渣后再加入泡发好的莲子、扁豆、粳米一起熬粥，以莲子和扁豆软烂为度。此粥具有健脾益胃、行气利水的功效。

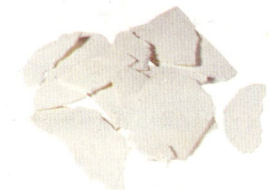

健脾粥

红枣 6 个，薏苡仁 30 克，山药一段，粳米 50 克。薏苡仁、粳米洗净，薏苡仁用水提前泡 2 小时以上，粳米提前泡半小时。山药去皮洗净切成粒，泡在盐水里，防止变色。将薏苡仁放入锅里小火煮半小时，加入粳米和红枣，煮到米烂时加入山药煮 10 分钟即可。此粥具有补脾养气的功效。

菠菜粥

菠菜 100 克，粳米 30 克。菠菜择净清洗，切碎备用。先煮粳米，将熟时放入菠菜，煮沸即可。此粥具有和中通便的功效，适用于辅助治疗消化不良。

莲子薏苡仁粥

空心莲子 15 克，薏苡仁 15 克，芡实 15 克，粳米 20 克。将原料淘洗干净，放入清水中浸泡 1 小时，最后熬煮成粥。此粥具有健脾利水的功效，有助于食欲不振、排便异常的患者调理脾胃。

补脾八宝粥

大米 50 克，桂圆 5 个，红枣 7 个，黑豆和红豆各 20 克，薏苡仁、莲子、芡实、茯苓、核桃各 10 克。在锅中放入一半的水，加入红豆、黑豆、芡实煮开，半小时后倒入大米，焖煮半小时后再倒入莲子、红枣同煮，煮至稠烂即可。此粥具有补脾固本的功效。

姜枣小米粥

鲜姜 10 克，红枣 4 个，小米 30 克。先把鲜姜切片，和红枣一起加水适量，共煮约 15 分钟后捞出鲜姜，将红枣剥皮去核，再加入小米煮约 30 分钟即可。此粥具有调和脾胃的作用，适用于脾胃不和、容易腹泻、呕吐的患者。

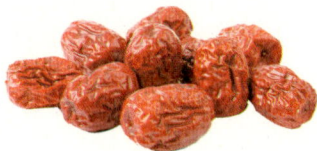

补肾黄豆猪骨粥帮孩子健骨增高

老黄有个心病，大孙子小健比小孙子早 1 年出生，却长得比小孙子矮。于是这天他就带着小健来看医生。

小健今年 4 岁多，看起来却比他这个年龄阶段的孩子要矮一些，表情呆呆的，进了诊室之后就静静地坐在椅子上。老中医就问起老黄小健平时的生活习惯。老黄说，这个孩子和他弟弟有些不同，他弟弟像个孙悟空，哪里都坐不住，东奔西跑的，小健却很安静，没人跟他玩就自己一个人静静地呆着。老中医又问还有没有其他的比如吃饭睡觉什么的。老黄说平日里小健吃得不多，晚上睡觉的时候，小健却很精神，吵着要给他讲故事，经常闹到 11 点也不睡。

老中医听完后笑了笑，说问题应该就出在这了。通过诊治，老中医发现小健脉象虚弱无力，苔色淡白，是气血不足、脾胃虚弱的表现。老黄就向老中医讨要方子，老中医跟他说，食物调养只是起到一个辅助作用，要

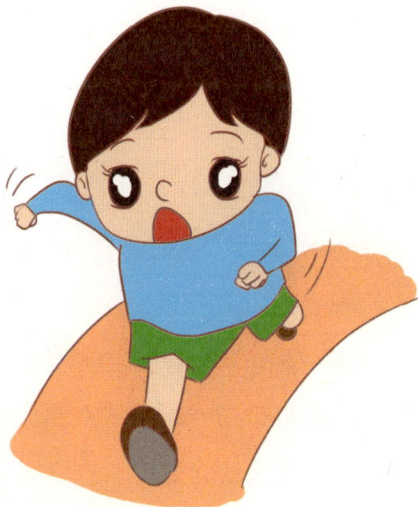

187

想从根本上改变，还得靠生活调养。一般来说，身高和先天因素、后天因素有关，先天的因素是遗传，小健妈妈那边，有没有矮小的遗传因素呢？老黄回答说没有。老中医点了点头，后天的因素主要和运动、营养和睡眠有关。做哥哥的要想"赶上"弟弟，就必须从这三方面着手，通过强筋健骨达到增高的效果。

据此，老中医就推荐了黄豆猪骨粥，用猪骨和黄豆一起煲粥，经常服用，可以促进骨骼和脏器的生长。黄豆性平，入脾、大肠经，具有健脾、益气、宽中的功效，营养丰富，有"植物肉"的美称，黄豆富含的钙和铁很容易被人体吸收，对骨质疏松的老人和生长发育的小孩很有帮助。猪骨性温，入脾、胃经，能壮腰膝，益力气，补虚弱，强筋骨，可以补充人体必需的骨胶原物质，增强骨髓的造血功能，促进骨骼的生长发育。

老黄问老中医喝这个粥是不是就够了。老中医说不够，还需要引导孩子形成良好的生活习惯，保证孩子有充足的睡眠；牛奶、蛋白质高的肉类、瓜果蔬菜这些不可少，营养均衡很重要，吃饭不可以挑食，大人要起到引导、监督的作用；平常多晒太阳，积极参加户外运动，特别需要经常做跳跃运动，有助于筋骨的拉伸。

1年之后老中医去老黄家复诊，发现小健和弟弟在一起玩，这时看他俩已经差不多高了。老黄跟老中医说："多亏了你啊，按你的方子和建议去做，后来小健人变开朗了，也不挑食了，果然就长高了。"

最灵老偏方：黄豆猪骨粥

- 猪骨 500 克，黄豆 100 克，大米 150 克。将猪排骨洗净斩块，黄豆冷水浸泡后放入砂锅煮沸，放入排骨再煮沸，加入大米煮成粥即可。可隔天炖煮食用，3 个月为 1 个疗程，坚持服用。此粥具有补肾长骨的作用。

更多食疗方

土豆烧牛肉

牛肉250克，土豆400克，葱段、姜片、料酒等调料各适量。将牛肉切成块，用沸水烫后放入煮锅内，加适量清水、葱段、姜片、料酒，煮沸后改微火焖烂，捞出。土豆切块，油炸至淡黄色时捞出。将酱料煮沸后，投入土豆和牛肉块，煮熟即可。此方有助于增长肌肉、补血补钙。

芝麻椒盐虾

鲜虾仁200克，鸡蛋2个，芝麻20克，调料适量。芝麻炒香，花椒炒焦。将鸡蛋倒入大碗中搅匀，加入淀粉、盐、味精和少量水共调成糊，随之放入虾仁，拌匀。锅放油烧至五成热时放入虾仁糊，炸成柿黄色时起锅，在虾仁上撒上芝麻、椒盐即可。此方具补肾之功效，有助于促进生长发育。

羊骨红枣糯米粥

羊胫骨1~2根，红枣20个，糯米150克。将焯烫后的羊骨放入锅中，加入清水，放入红枣、糯米，煮成粥，加少许糖即可。此粥具有补脾养血、益气补肾的功效。

莲子山药炖排骨

莲子50克，山药、黑豆、葛根各30克，排骨150克，味料可选择花椒、生姜、桂皮等，炖汤做菜食用。此方可以补脾养肾、健骨。

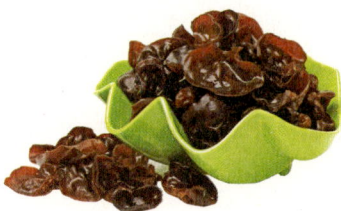

海参木耳排骨汤

水发海参300克，黑木耳50克，排骨500克，配料适量。将浸泡后的黑木耳放入沸水中煮5分钟，捞出。排骨放入沸水中煮5分钟，捞起。海参放入沸水中，与葱、姜、酒一起煮沸5分钟，捞出。先将排骨、姜、黑木耳煲2小时，再加入海参煲1小时，调味即可。此汤具有补气强身、健骨的功效，适用于发育不良者。

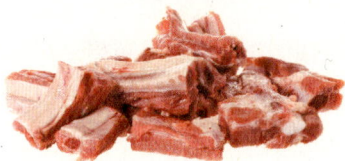

保护眼睛就喝枸杞菊花饮

小魏带着他 6 岁的女儿兰兰来找老中医，原来兰兰长期沉湎于电子产品，还喜欢躺着看书、看电视，久而久之，视力渐渐下降，看远方的东西变得模糊不清。小魏带她去测视力，医生说已经离近视不远了。小魏问老中医有没有恢复视力的办法。老中医说先得看看兰兰的病情。

老中医就问起兰兰的生活作息。小魏说，兰兰放学回来后就躺沙发上玩 iPad，边吃饭边看电视。而且喜欢吃肉类和零食，不喜欢吃蔬菜，也不喜欢运动。随后，老中医给兰兰把了脉，并看了她的眼皮、舌苔，发现她有些肝血不足。老中医跟小魏说，中医学上认为"肝开窍于目""肝肾同源"，眼睛辨物分明、视物清晰、灵活有神有赖于肝血肾精的滋养，如果精血虚不能上养于目，就会造成双目干涩，视物不清；肝火上炎也会导致目赤肿痛，眼生翳膜等症状。因此，合理的饮食可以滋养肝、补血、固肾精，对于明目保健大有裨益。明目的方法，应该以调补肝肾为主，以疏风清热为辅。兰兰因为不喜欢吃蔬菜，所以容易缺乏维生素，缺乏维生素会导致眼睛疲劳、干涩，长时间玩电子产品，对眼睛的伤害更大。

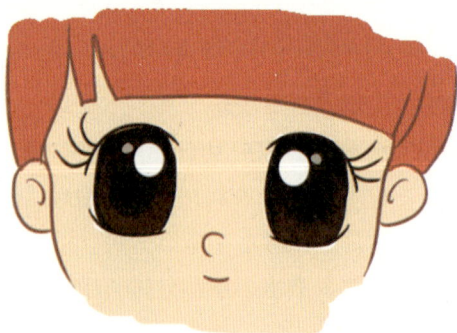

小魏焦急地问老中医有没有解救的办法，他不想孩子跟他一样戴眼镜，对生活影响太大了，没了眼镜跟瞎子似的。老中医说，办法是有，不过你们做父母的不能这样纵容孩子了，应该多点监督、关怀。小魏连忙点头答应。

老中医就给他推荐了枸杞菊花饮，用法很简单，把枸杞和菊花一起泡茶就行了，每天喝 1 次，常喝对明目、护目有明显效果。枸杞性平，味甘，具有滋补肝肾、益精明目、润肺的功效，富含多种人体必需的营养物质，有明目之功效，俗称"明眼子"，历代医家治疗肝血不足、肾阴亏虚引起的视物昏花和夜盲症时，常常使用枸杞；菊花味甘苦，性微寒，具有散风热、平肝明目的功效，常用于治疗目赤肿痛，对眼睛疲劳有很大的缓解作用。

小魏听后大喜，说晚上回去就给兰兰泡上。老中医叮嘱兰兰说，保护眼睛很重要，得了近视很麻烦，而且戴眼镜会影响女孩子美观。要注意用眼的时间和用眼的姿势，用眼一段时间就闭目休息一会儿，坐姿要端正，不能躺着看电视；使用眼睛一段时间后就看看远处，多看绿色植物；做好眼保健操；保证充足的睡眠，让眼睛得到充分的休息；多吃蔬菜水果，补充眼睛所需的维生素；积极参加体育运动，让眼睛得到充分放松。

最灵老偏方：枸杞菊花饮

- 枸杞 10 克，菊花 8 朵。用沸水冲服。每天服用 1 剂，1 个月为 1 个疗程，可长期饮用。此方具有补肾益脑、清凉明目的功效，经常服用可以有效改善视力，减轻辐射对眼睛的伤害。

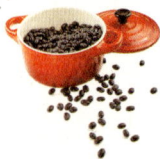
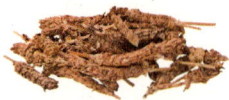
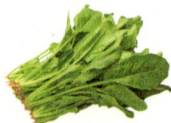
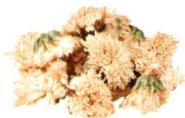

更多食疗方

黑豆核桃粉

黑豆、核桃仁各 500 克。把黑豆炒熟，放冷后磨成粉。核桃炒微焦去衣，放冷后捣成泥。取两种食品各 1 匙，冲入煮沸后的牛奶中，加蜂蜜调味。此方可以增强眼内肌力，缓解眼睛干涩、疲劳。

夏枯草黑豆汤

夏枯草 30 克，黑豆 50 克，冰糖适量。夏枯草浸泡、洗净，用纱布或煲汤袋装好。黑豆浸软、洗净，两者一起放进瓦煲内，加入清水，用武火煲沸后改文火煲约 30~40 分钟，调入适量冰糖便可。此汤具有明目、清肝火、降血压的作用。

枸杞叶蛋汤

枸杞叶 150 克，鸡蛋 2 个。将枸杞叶洗净切碎，加水煮沸，快熟时放 2 个鸡蛋，蛋凝后放入调料即可。此汤具有明目的功效，常喝有助于视力恢复。

羊肝胡萝卜汤

羊肝 50 克，胡萝卜 100 克。羊肝切片，胡萝卜切块，放入锅中，加入清水煮熟，调味即可。此汤补肝明目，可防止视力减退，可治疗夜盲症。

猪肝菠菜汤

猪肝 100 克，菠菜 150 克，调料适量。把猪肝切成小薄片，菠菜切成长段。锅洗净后加入高汤烧开后把肝、菠菜倒入，加少许盐、味精，待汤烧沸即可食用。此汤可养肝明目、健脾补气。

胡萝卜牛奶羹

胡萝卜半根，木瓜半个，牛奶 500 毫升，白糖少许。胡萝卜、木瓜块先蒸熟，然后用豆浆机打成浆，与牛奶混合，加少许白糖即可食用。此方可以补脾养胃、明目养肝。

白菊花茶

白菊花 6 克。用开水浸泡 10 分钟后服用。此方具有清肝明目的作用，适用于肝火风热引起的眼睛发胀、目赤肿痛。

提高小孩记忆力常吃莲子枣仁粥

每天，陶女士都要帮儿子寻找金刚、娃娃、赛车这类物品，刚开始她以为每个孩子都是这样健忘，就没太在意。偶尔和朋友谈起，才发现人家的孩子不是这样的，或者没这么严重，她开始慌了，以为自己的孩子智商有问题，就赶紧带去医院检查。

医生告诉她，孩子的大脑和智力都正常。陶女士顿时舒了口气，又接着问医生孩子的记性为什么这么差。医生跟她说，记忆代表着一个人对过去活动、感受、经验的印象累积。记忆力是识记、保持、再认识和重现客观事物所反映的内容和经验的能力。一般来说，记忆力减退的主要原因有不良情绪、失眠、疾病、年龄、用脑过度、依赖、压力、不良嗜好等，就开了一些补钙、铁、锌的药给她儿子。她给孩子吃了药之后发现孩子依旧健忘，

朋友就叫她试试中医，于是她就带孩子去看中医。

陶女士的儿子小刚今年5岁，老中医给他诊断时发现，他的脸色看起来有些发黄，反应有些慢，问题要问他两遍才能回答。老中医问陶女士孩子会不会经常感觉疲惫，她说有这种情况，有时候带孩子去坐车，不一会儿孩子就睡着了。老中医又问孩子的睡眠和饮食情况如何。陶女士说有时孩子会半夜哭醒，她问孩子怎么了，孩子说害怕，可能是做了噩梦，有时一

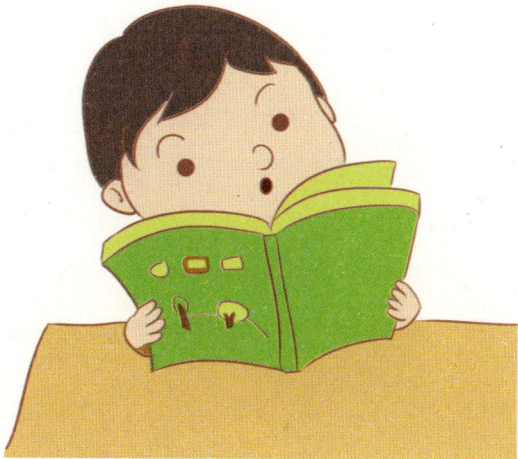

晚要被吓醒几次，饮食还算正常，就是吃的东西不多，排便也不稳定。老中医又给孩子把了把脉，发现孩子脉象比较弦滑，舌苔比较白厚，结合陶女士的描述，老中医判断孩子是由于脾胃虚弱、肾气不足引起的记忆力下降，治疗需要滋补脾胃、补肝益肾。

中医上认为，记忆力等脑力活动主要和肾脾有关，肾主骨，骨生髓，脑为髓海，补脑需补肾，而脑为先天之本，脾为后天之本，补脑的同时还得兼顾脾。据此，老中医给小刚开了个滋补肝肾、健脾养胃的方子。方子叫莲子枣仁粥，把莲子、炒酸枣仁、红枣、粳米一起煮粥常吃，半个月能有好的效果。莲子入心、脾、肾经，可益肾安神，养心补脾，常用于治疗多梦、失眠、健忘；炒酸枣仁具有养心补肝、宁心安神的功效；红枣具有滋阴补阳、养肝明目、补血安神的功效，常用于治疗脾胃气血、失眠多梦。

老中医还对陶女士说，日常生活中的一些常见食物，可以益智健脑，增强记忆力，如蛋黄、黄豆、瘦肉、牛奶、鱼、动物内脏及胡萝卜、谷类等。另外，兴趣是最好的老师，孩子在兴趣的指引下，会逐渐增强记忆力。所以，家长要有意识地激发孩子的记忆兴趣。常见的防止记忆力减退方法还有多听优雅音乐、背诵经典、身心运用、奇思怪想、运动健身等。

最灵老偏方：莲子枣仁粥

- 莲子 12 克，炒酸枣仁 8 克，红枣 5 枚，粳米 50 克，放一起煮粥食用即可。每天 1 次，半个月为 1 个疗程，可经常食用。此粥具有清热补脑、强心安神的功效。

更多食疗方

强心健脑方

何首乌 200 克，桑叶 30 克，核桃仁 250 克。何首乌、桑叶、核桃仁共研细粉，混合后，制蜜丸如梧桐子大小，每次 10 克，用温水服用，每天早晚各 1 次。此方具有温补肾阳、疏散风热的作用。

黄花菜汤

干黄花菜 150 克，猪肉 250 克，香菇 30 克。黄花菜洗净氽烫，再浸泡 1 小时，挤去水分，砂锅中放清汤 1000 毫升，置中火上煮沸，撒入调味品，放入猪肉，滚沸后放入香菇，加上黄花菜，煮熟即可。此汤具有滋补大脑、安神解郁的功效。

百合桂圆粥

桂圆 100 克，百合 250 克，白糖适量。将桂圆去壳、去核，取出肉。百合剥去老皮，掰下鳞片瓣，撕掉筋皮，在凉水中泡 20 分钟，入开水锅内稍烫，再捞入凉水中。将桂圆肉和百合放汤钵子里，放入白糖，注入适量清水，搅匀。上笼蒸 20 分钟，出笼即可。每日 1 剂，分 2 次服。此方具有滋补精血、宁心安神的作用。

核桃肉

核桃肉 8 个，白糖 50 克，黄酒 50 毫升。将核桃肉、白糖放在瓷碗中，研成末，再放入锅中，加入黄酒，用小火煎煮 10 分钟。吃核桃末，喝酒。每日 2 次。此方具有补脑养脑的功效。

核桃花生粥

大米 50 克，核桃 30 克，花生 10 克。将上述材料一起煮粥即可。本粥能改善血液循环，增强记忆力。

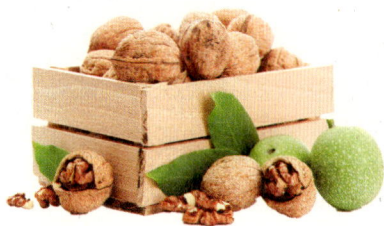

蜂蜜桑葚

鲜桑葚 1000 克，蜂蜜 300 克。桑葚洗净，加水适量煎煮，每半小时取煎液 1 次，共取煎液 2 次。合并煎液，以小火煎熬浓缩至较黏稠时，加蜂蜜至沸停火，待冷装瓶。每次 1 汤匙，以沸水冲化饮用，每日 2 次。此方具有滋肝补肾的作用。

豆腐蛋黄泥让"笨小孩"不再笨

最近邓女士为家里的"笨小孩"伤神不已。她的儿子小智刚上小学，据老师反映，小智上课时经常发呆，集中不了注意力。别的孩子已经学会了的东西他要多教两遍才会，老师担忧他的学习，委婉地劝邓女士带孩子去医院看看。

邓女士把小智带到医院，进行系统全面检查，检测的结果表明，孩子的智力和大脑都是正常的。医生说，孩子聪明与否通常和父母的遗传以及后天的调理有关，也取决于大脑神经突触的多少和交联复杂程度。

复杂的理论，听得邓女士一头雾水，医生给小智开了一些补钙、补锌的药片，并叮嘱邓女士多注意饮食调养。邓女士没从西医那找到答案，有人建议她试试中医，经过朋友引荐，就把孩子带到中医院。

中医认为，"脑为元神之府"，人的视、听、闻、记等都是脑的运用，健脑主要有几个途径：积精健脑，"肾主精，精生髓，肾精满盈则髓海充实"；运动健脑，手脑相连，经常运动有助于开发大脑；颐神养脑，心境平静则脏腑气血功能协调；食疗补脑，以补肝肾、益精血、活血脉为主。

在诊断过程中，老中医发现小智的脉搏比较无力，舌苔发白。脉搏无力是由于气虚无力推运血行，舌苔少白表明气血不足。老中医问邓女士孩子平时吃的是什么，邓女士说她和她丈夫平时比较忙，都是给钱让孩子自己去买吃的。

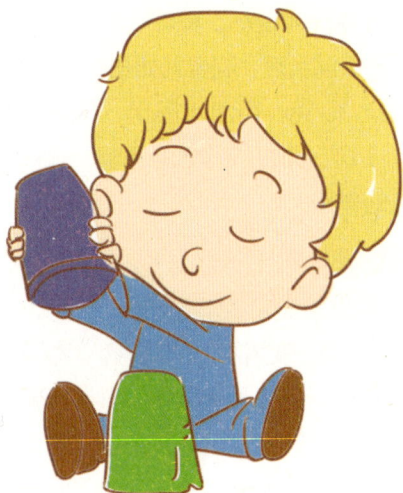

老中医告诉他们，孩子可能是吃太多零食了，让他们以后要多照看孩子的饮食，通过补虚养气、补血活血来达到健脑的效果。随后，老中医给她推荐了一个食疗方，就是豆腐蛋黄泥，要用到鸡蛋黄、豆腐和青菜，经常服用，可提神健脑。老中医还叮嘱她，要多给孩子吃一些补血补气的食物，如动物的肝脏、鱼、黑木耳、黑芝麻、红枣、豆类、瓜果蔬菜等。邓女士说好，并让老中医把方子的做法写给她。

蛋黄性温，味甘，具有滋阴、补气养虚、宁心安神的功效；豆腐具有补脾益胃、润燥补虚的作用；青菜含有丰富的纤维素，经常食用可以强身健体、精神焕发。

此外，大脑的发育还会受到许多其他因素的影响，如遗传、环境、教育与疾病等。为此，家长要为孩子创造良好的生活环境，给予丰富的环境刺激；锻炼孩子的思维能力；良好的教育、充足的营养，有助于帮助小孩大脑健康地发育起来；形成良好的生活作息，早睡早起；保持愉悦的心情，加强体育锻炼等。

最灵老偏方：豆腐蛋黄泥

● 嫩豆腐 50 克、鸡蛋 1 个（只需蛋黄）、嫩菜叶 2~3 片。鸡蛋加水熟透，把豆腐放入沸水中煮开，捞起沥干水备用；将洗净的青菜叶放入沸水中煮至变软，捞起沥干水备用。取出蛋黄，用勺子将蛋黄压成细泥状，豆腐用勺子压成碎块，菜叶切成细丁，混合在一起，拌匀即成。每天服用 1 次，1 个月为 1 个疗程，可经常服用。此方适合 8 个月以上的宝宝食用，具有补脾养胃、补虚养气的功效。

更多食疗方

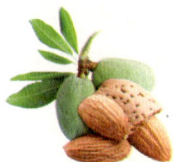 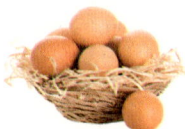 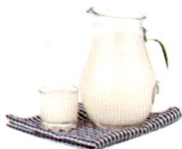 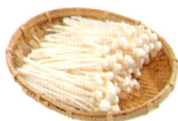

杏仁蛋奶

杏仁 150 克，琼脂粉 10 克，牛奶 200 毫升，鸡蛋 1 个，白糖适量。将杏仁浸泡后剥去外皮，加水在搅拌机里磨成稀糊；鸡蛋加水少许，打散。炒锅上火，倒入 800 毫升左右的水，放白糖少量，把鸡蛋倒入锅内，待煮开后撇去浮沫，倒出一半凉凉待用。将琼脂粉放碗内加水蒸化。把磨好的杏仁糊、琼脂粉、牛奶放入锅内，不断搅动，再用细纱布滤去杏仁糊中的渣，倒入盘内凉凉后，便凝结成细嫩的豆腐状。用刀把凝结的"豆腐"在盘中划成菱形块，凉凉的另一半鸡蛋糖水缓慢地沿盘边倒入，待"豆腐"漂起时，即可食用。此方具有补脑益脑、聪明益智的功效。

补气汤

黄芪 10 克，当归尾 10 克，川芎 5 克，赤芍药 4 克，桃仁 6 克，红花 6 克。用水煎服，每日 1 剂，分 3 次服用。此汤适用于元气不足所致小儿脑瘫，

症见神气怯弱、表情呆滞、形羸自汗、不语少言、耳失聪、目不明，具有补气升阳、生津养血的功效。

补益地黄汤

鹿角 5 克，肉苁蓉 6 克，巴戟天 7 克，麦冬 5 克，桂心 8 克，熟地黄 10 克，牛膝 5 克。用水煎服，每日 1 剂，分 3 次服用。此汤具有补肾益精、强筋健骨、温肝补肾的功效。

党参丹参汤

党参、丹参、赤白芍、山药各 12 克，川牛膝、木瓜、五加皮各 10 克，甘草 3 克。用水煎服，每日 1 剂，分 3 次服用。此汤可以调气和血，适用于小儿脑瘫所致大脑愚钝。

两瓣金针菇

黄瓜 1 根，绿豆芽 200 克，金针菇 150 克，调料适量。将食材洗净，把金针菇和豆芽分别汆烫，放入碗中，加入黄瓜丝，调味即可。此方可补充各种维生素，聪明益脑。